ナビトレ Smart nurse Books 25

人間関係力アップ！

メンバーシップ & リーダーシップマインド 超入門

チームに受け入れられるナースになる！

フリージア・ナースの会 会長 　**大島　敏子**　著・監修
NPO法人 看護職キャリアサポート 代表 　**濱田安岐子**　編著
一般財団法人神奈川県警友会けいゆう病院 看護師・医療心理士 　**小平さち子**　著

MC メディカ出版

はじめに

　皆さんは、リーダーシップやメンバーシップを発揮することは難しい、と思っていますか？ 2つのシップは共に、複数の人間が集まってチームになることで発揮されます。医療現場では、患者さんにより効果的なケアを提供するために、看護はチームで動いています。そして、多職種と協働するために医療チームになって動きます。看護をするためには、チームで働くためのマインド（心・気持ち）が必要なのです。

　さて、看護師は看護師養成課程を卒業してから、初めての現場でチームメンバーとして働き始め、経験年数を経てリーダーの役割を担うことになります。臨床経験が3年目くらいになる頃が多いでしょうか。早い現場では2年目でリーダーの役割を担い始めます。しかし、リーダー業務を担う役割と、リーダーシップを発揮することは違います。リーダー業務を遂行しているだけでは、リーダーシップを発揮しているわけではないということです。

　本書をこれから読もうと思っているあなたが、もし、リーダーの役割をまだ担っていない場合にはラッキーです。チームメンバーとしてのリーダーシップを発揮して働いてこなかった人は、「今日からリーダーとしてリーダーシップを発揮しましょう」と言われたからといって、急にはできないからです。

　本書では、看護師として2つのシップを発揮することがどういうことかを、事例を用いながら解説していきます。まずは、メンバーシップを理解して実際に行動してみましょう。そして、メンバーシップを発揮しながらリーダーシップを発揮するための行動を、どのように考えれば良いのか事例から学んで行動してみる。そこにはチームで働くためのマインドがあり、そのマインドによってリーダーシップとメンバーシップという2つのシップが発揮されるのです。チームで発揮される2つのシップには、チームで関わる患者さんとチームメンバーを大事にする気持ちがあり、その気持ちを表すためにどのように行動すれば良いかを考える力が必要とされます。そのマインドを自分自身で育てながら、チームメンバーとしてのリーダーシップが発揮できるようになると、リーダーの役割を担う段階になったとき、チームのリーダーとして、リーダーシップが発揮できます。皆さんがその力を身に付ける、一助となれば幸いです。

2015年7月
NPO法人 看護職キャリアサポート 代表
濱田安岐子

監修の言葉

　若いころからリーダーシップマインドを身に付けていたら、あんなに悩んだり落ち込んだりすることはなかっただろうに……と、第二の人生を踏み出しながら考えます。

　若い人から見て、元気そうに堂々としている先輩たちでも、みんな若いころは、悩み、もがき、苦しむ体験を多かれ少なかれしてきているものです。そのころを思い出して、こんな本があったら、もう少しラクに楽しく仕事ができたかもしれない！　と、本書を作りました。

　どんな職場でも、問題のない職場はありません。問題がないということは、発展もないということですから……。2人以上の人が共通の目標をもち、役割分担して、コミュニケーションを駆使しながら行動するのが組織です。看護の仕事は、24時間365日、夜勤さえもあります。そんな現場に問題がないわけがありません。しかし、その問題に埋没してはなりません。

　チームで気持ち良く働き続けるためにも、現場で主体的に活躍するためにも、視点を少し変えるだけで見える景色が変わってくるものです。色眼鏡をかければ、黒は黒、ピンクはピンク、その色に見えてしまうのです。色眼鏡を外して、ありのままを受け止める習慣を身に付けること、それが大切です。これには、相手に確認をし、互いにフィードバックするコミュニケーションが必要になります。

　しかし、多くの人は、それをせずに自分勝手に解釈し受け取って、自ら苦しむ材料を作り出しています。なぜかといえば、視点を変えるために必要と考えられているリーダーシップマインドが、看護教育においても、臨床教育においても、ことさら教育される機会がないからです。

　そのため、職場の人間関係に心を痛めハラハラドキドキしたり、技術の未熟さに自信を失ったり、患者さん・ご家族や医師からのクレームに落ち込んだり、信頼する先輩の退職で虚脱感を覚えたり、師長の何気ない言葉にやる気を失ったり、挙句の果てに自ら体調を壊したりと、職業人生、つまずくポイントは数限りなくあるものです。若いときは特に、です。これに、恋愛がうまくいかなくなったりしたら、最悪です。

　それでもがんばっている臨床の若い看護師の応援として、気軽に読めて、でも看護を続けながら、自己成長を実感できる書籍を作りたいと思いました。

　この本の第2章は、私たちも体験してきた臨床で起こり得る26の事例、状況設定からなっています。恐らく、壁にぶち当たったときに、パラパラと読んでいただいても「へー！」とか「そうか！」と感じられる、将来に向けての深イイ話が満載です。

状況設定では、「こんなとき、どうする？」と皆さんに問いかけながら、2つの対応の仕方を並べてあります。どうぞ、当事者意識をもって読み深めてください。メンバーシップ、リーダーシップ両方の視点から、詳細に解説をしています。

　もう1つ「いまいちなシップ」についても解説しています。ここでは、そういう行動をとる人を問題視するのではなく、もし周囲にそういう人がいたとするならば、なぜそうなのかを想像し、そういう人に対する介入の仕方を示す内容になっています。

　「メンバーシップ」は、チームの一員として身に付けるべきこと、心がけてほしいことを、「リーダーシップ」は、メンバーをどう指導していくか、また、新人であってもリーダーシップをとる場面があるかもしれないので、その際に心がけてほしいことを述べました。先輩たちからのメッセージだと思って、受け取ってください。メンバーシップの力量が上がれば、看護チームの質が上がります。

　そのために、事例と解説を受けて、「認知」の観点から、どう受け止めるとうまくいくのかを、看護師のライセンスをもつ、小平さち子医療心理士にアドバイスをいただきました。コラム形式なので、「認知のツボ」だけを読み進めても、認知療法の学びになることでしょう。

　「臨床で悩みながらもがんばっている看護師たちを、応援する本を書きたい！」と、NPO法人 看護職キャリアサポートの濱田安岐子代表から相談を受けたのは、昨年の冬のことでした。その後、代表はこつこつ地道に、昔をリフレクションし、若いころ困ったり落ち込んだりした場面と、現在相談を受けている出来事を掘り起こし積み上げました。

　26の状況設定の中には、かつてもあった出来事であり、一朝一夕にスッキリ解決のできない法律的・歴史的な問題や制約条件で、今すぐどうにもならないものもあります。ですから、受け止める側の心持ちを変えていくことを提案したいのです。そして、若い看護師の皆さんが、人間関係の摩擦を過度に恐れることなく、迷いの中にも光明を見つけながら成長していってほしいと願います。

　出版にあたり、メディカ出版東京オフィス長の粟本安津子氏に、ひと方ならぬお世話と適切なアドバイスをいただきました。心より感謝申し上げます。

2015年7月
フリージア・ナースの会 会長

大島敏子

Contents

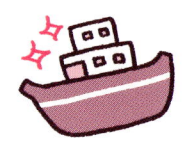

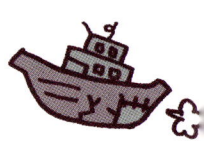

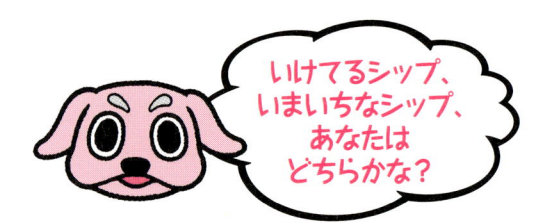

Smart nurse Books 25

> いけてるシップ、いまいちなシップ、あなたはどちらかな?

はじめに	3
監修の言葉	4
著者一覧	8

第1章 知っておきたい2つの「シップ」と認知のクセ ——9

1　スタッフナースに必要な2つの「シップ」——10
2　「認知」の仕方を見直そう——20

第2章 事例で学ぶ 仕事がスムーズにいく心構え——27

超基礎編

1　仕事を気持ち良く始める最低限のルール——28
2　仕事をスムーズに進めるために大切なこと——33
3　プリセプター・先輩看護師との関係作りで大切なこと——38
4　看護の手順がわからず困ったときは……——43
5　報告するときに心がけたいこと——48
6　相談は誰にどのようにする?——53
7　同僚が失敗して落ち込んでいるときにどう対応する?——58
8　先輩から誤解されてしまった! どうすれば?——63
9　患者さんとの日常のコミュニケーション——68

10	患者さんに看護師が提供する日常生活ケア	73
11	看護の目的を意識した看護過程を展開するための手がかり	78
12	患者さんのケアをリードできる看護記録に必要なこと	83
13	患者さんから叱られたときにどう対応する？	88
14	他職種とうまくコミュニケーションをとるには？	93
15	看護補助者とうまくコミュニケーションをとるには？	98
16	医師とうまく情報共有をするには？（患者さん情報を伝える際に心がけること）	103
17	インシデント・アクシデントが発生したら（自分がインシデントを起こしたときの心構え）	108

ステップアップ編

18	カンファレンスで上手に情報伝達するために	113
19	スケジュール管理のすすめ	118
20	目標管理は何のため？	124
21	自分自身を評価する・他者評価を受け取るときの心構え	129
22	初めて後輩が入職したら……	134
23	プリセプターになったら……	139
24	初めてのリーダー業務で心がけたいこと	145
25	キャリアデザインをしよう	150
26	自分で働きやすい職場を作ろう	155

第3章 地域包括ケア時代に求められるリーダーシップ
161

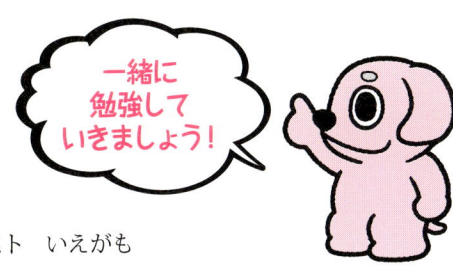

表紙イラスト・本文マンガ　藤井昌子／イヌキャラクターイラスト　いえがも

◆著者一覧

【著・監修者】

大島 敏子（おおしま・としこ）
3章

フリージア・ナースの会 会長、NPO法人看護職キャリアサポート 顧問

横浜市立高等看護学院卒業、「看護の経済性」を求めて、関東学院大学経済学部経済学科二部入学・卒業、横浜市立港湾病院。国家公務員共済組合連合会・横須賀共済病院で師長に就任、横須賀北部共済病院転勤・看護部長を10年経験し退職。2005年度より6年間、神戸大学医学部附属病院 副病院長・看護部長・臨床教授就任。2011～2013年度まで神戸大学医学部附属病院、非常勤講師・医学研究員となり、視覚障害者の自動点訳ソフト開発の臨床活用の研究（文部科学省、挑戦的萌芽研究・基盤研究C取得）。
日本看護管理学会評議員・監事。日本病院管理学会員
2013年10月よりNPO法人 看護職キャリアサポート 顧問
2014年度より上記法人内に「フリージア・ナースの会」設立 会長就任

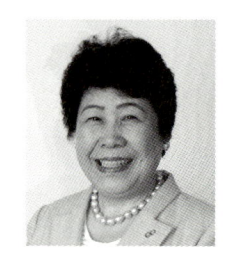

【編著者】

濱田 安岐子（はまだ・あきこ）
1章-1、2章 事例1～26

NPO法人 看護職キャリアサポート 代表

臨床看護経験11年、看護専任教員を経て2006年に独立し看護職のキャリア支援開始。2010年NPO法人看護職キャリアサポート設立。現在は、組織外の看護職のキャリア支援やキャリアの相談対応、地方自治体と看護師確保対策のモデル事業のほか、執筆、研修講師を通して、看護師が元気に自分らしくキャリアを継続できるように活動している。

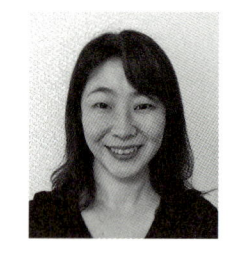

【著者】

小平さち子（こだいら・さちこ）
1章-2、2章1～26「認知のツボ」

一般財団法人神奈川県警友会けいゆう病院 看護師・医療心理士

看護師免許を取得後、臨床経験を通してナースが心身ともに健康でなければ良い看護は提供できないと実感し、ナースの支援を目指し1998年認定心理士資格を取得。同年よりNLP（神経言語プログラミング）を学び始め、2003年NLPPCトレーナー認定取得。2005年医療心理士資格を取得。2010年ICC国際認定コーチ資格取得。2009年4月より神奈川県警友会けいゆう病院に勤務。

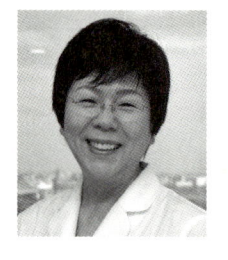

第1章

知っておきたい
2つの「シップ」と認知のクセ

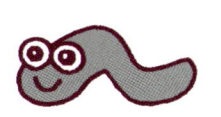

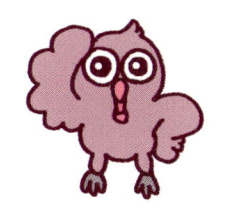

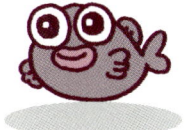

1 スタッフナースに必要な2つの「シップ」

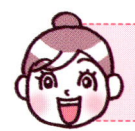

リーダーシップ・メンバーシップに活かせる「鳥の目」「虫の目」「さかなの目」

　本書では、医療現場で看護を提供していくときに欠かせない、チームで働くスキルを学んでいきます。まず、その前に、どのような業務にも共通する、仕事を効果的に進めるためのスキルについて考えてみたいと思います。

　仕事は賃金を得るために成果を求められるものです。成果はそれぞれの役割によって違いますが、医療現場で働く看護師の場合は、患者さんに必要な治療を実施するために、診療の補助をしながら患者さんの生活を支援することです。看護師は患者さんの入院中の生活だけでなく、退院後の生活を見据えながら支援をしています。それ以前に入院前から退院後の生活をも支援します。

　皆さん、看護学生時代に学んだ看護過程の展開を思い浮かべませんか？ 広い視野で情報収集しながら、その情報をアセスメントし、患者さんが回復していく（あるいは、安楽な死を迎える）ために目標設定をし、その目標を達成するための看護計画を立案する。そして、その計画に沿って実践しながら評価する。患者さんの生活背景を考えながら治療をするための支援をして、退院後の生活を見据え、より短期間で退院できるように計画を立案して実施していくプロセスです。そういった看護過程の展開をすることは学んでいても、臨床の現場に出てみると、複数の患者さんを担当しなければならず、患者さんと話をする時間もない。そして、しなければならない業務をこなして、1日の勤務時間は終了していく……という日々を体験するのではないかと思います。

　そういうときにこそ、仕事を進めるためのスキルが必要になります。そのスキルとして必要とされる3つの視点を「虫の目」「鳥の目」「さかなの目」に例える考え方があります。

　「**虫の目**」は、その小ささから見えるものがあります。ターゲットを絞っ

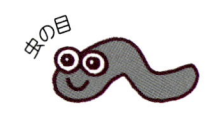

て事実を深く捉えることです。患者さんの反応を受け取りつつ、どういう状況にあるのかを考えながらケアを提供する場面で使われる目です。

「鳥の目」は、鳥のように空を飛ぶことで、高いところから広く見えるものがあります。広い視野で状況を把握するため、患者さんから物理的、あるいは心理的に離れて、複数の患者さんのことを考えることができます。また、看護のチームメンバーがどういう動きをしているのか、そして、部署全体がどのような状況にあるのかを把握する場面で使われる目です。

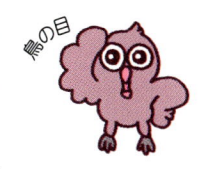

「さかなの目」は、川の流れを感じながら泳ぐことで見えるものがあります。水が流れるような時間の経過で、患者さんの成り行きやチームの動き、自分自身がどの方向に向かって仕事を進める必要があるのかを考えて行動する場面で使われる目です。

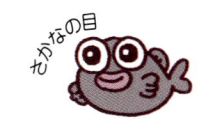

仕事を効果的に進めるためには、「虫の目」「鳥の目」「さかなの目」を、必要に応じて自分で切り替えていかなければなりません。3つの「目」を上手に活用し、思考をめぐらせ仕事を進めていくことができれば、おのずと成果を出すことができます。実はこの考え方が、看護でも、チームで働くことにも、とても重要な視点なのです。

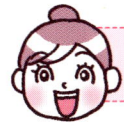

看護師はチームで進める仕事

医療現場は、チームで複数の患者さんを支えています。医師は病を抱える患者さんに必要な治療をしていますし、その他の職種もそれぞれの専門性を発揮しながら患者さんの治療を支えています。看護師は、24時間交代をしながら、限られた人数の看護師で複数の患者さんの生活を支えています。1人ですべてが完結するわけではありません。看護師が声をかけ合い、役割分担をしつつ引き継ぎ、協力し合いながら患者さんの生活を支えるという、協力体制でチームが成り立っています。医療チームは、医療職だけでなく、患者さんやご家族もメンバーで、看護師が複数の患者さんを担当してケアを進めている中、患者さんやご家族とも協力しているのです。

さて、患者さんやご家族を取り巻くチームで働くためには、どのような心構えが必要なのでしょうか。目的がまったく違う人間が同じ場所に存在していても、チームにはなり得ません。同じ目的を認識して、目的を共有できた複数の人間が集まったとき、初めてチームになります。チームに所属する看護師として、自分自身がどのような役割を求められているのか、その目的は

何かを認識できたとき、初めてチームのメンバーとして仕事を進めることができるのです。

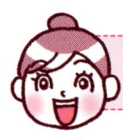

チームメンバーの2つのシップ

チームを構成するメンバーが同じ目的を認識して協力できたとき、チームとしての力が発揮できます。1人でできる仕事量が2人になって協力すると、2人分以上の仕事量を進めて結果を出すことができます。3人集まれば4人分、5人分以上の仕事の結果を出すことができます。では、このように人数以上の仕事をするために必要な「2つのシップ」について解説していきます。

☆ 1. メンバーシップとは何でしょう？

看護師が、初めての臨床現場で求められるチームのスキルは、「メンバーシップ」です。看護現場におけるメンバーシップは「リーダーが進もうとする目標を認識し、チームで協力して担当する患者さんに効果的な看護を提供するための力を発揮すること」です。複数の看護師で、患者さんに看護を提供する場合においては、そこに看護チームが存在しますので、どのような看護方式（機能別看護やプライマリーなど）であっても、メンバーシップが必要とされます。メンバーシップを発揮するためには、まずは、「リーダーが進もうとしている目標を共有すること」、そして「チームで協力するための方法を知ること」が必要です。「虫の目」「鳥の目」「さかなの目」を上手に切り替えながら仕事を進めることにより、担当する患者さんに、効果的な看護が提供できるということになります。

① 目標を認識すること

看護をするときに、認識する必要のある「目標」は何でしょうか。目標は進む方向性や成果を表しますが、スタッフナースとしてまず考えることは、担当する患者さんの看護目標だと思います。

勤務している時間帯に担当する患者さんの看護計画は把握していますか？電子カルテを導入している病院では、担当する患者さんを選択すると、自動的に看護計画や医師の治療プランと連動して、勤務時間帯の業務リストが整理されてプリントアウトされます。とても便利な反面、業務リストによって実施事項に注目して業務を進めてしまう可能性があると、患者さんの目標を認識しづらいという特徴もあります。このような場合では「さかなの目」を

活用して、患者さんの現在の状況と、川が流れて行きつく先、つまり退院後の生活を踏まえた目標を情報収集していきましょう。

　目標設定は、長期的な視点だけではなく、短期的な視点も考える必要があります。今日、実施するケアや処置がどのような成果を患者さんにもたらすのかを、リーダーと共通認識する必要があります。あなたが勤務するときにリーダーとなるのは誰ですか？　各勤務帯で、リーダーあるいはコーディネーターと表現される、リーダーの役割を担う看護師が存在しているでしょうか？　また、看護師長や主任がリーダーになって全体を把握していますか？　そういったチーム全体を把握している看護師と目標を共有する必要があります。

　しかし、あなたが受け持ちをする患者さんの当日の目標は、誰かが設定してくれるわけではありません。ですから、「さかなの目」を活用して、長期的な視点で患者さんがどのような成り行きになるのかを考えながら、起こる可能性のあるリスクを予測し、計画されている処置やケア、検査、治療の結果、受け持つ時間帯でどのような結果をもたらそうとしているのか、自分自身で考える必要があります。これらを考えた結果を、リーダーに伝えて共有します。

　さらに、広い視野で考えるときは「鳥の目」を活用して、所属する看護部がどのような理念と目標で看護を実現しているのかを知る必要があります。このことは日常の業務では忘れがちです。組織というのは理念に支えられており、組織は目的に向かって進むために、小さな組織に分かれ、それぞれの役割を分担して全体として動いています。個々の看護師が患者さんを取り巻くチームになり、部署の組織になり、そして、部門として理念を実現しています。メンバーシップを発揮する上では、自分がどの組織に属して何を実現しようとしているのかを知る必要があり、その理念を実現するためには、患者さんにどのような看護を提供する必要があるのか、自分がどのように行動する必要があるのかを考えます。それが、リーダーと共に進む方向を認識するということになるのです。

② チームで協力すること

　担当している患者さんに必要な看護をするためには、自分一人では実施できないこともあります。担当している患者さんというのは、自分で受け持ちをするということだけでなく、そのチーム全体で看護している患者さんが含まれます。また、部署全体で、あるいは、看護部全体で協力しなければ進め

られないこともあります。日常の業務において、自分が関わりたい患者さんにだけ看護をしているのでは、すべての患者さんに必要なケアを提供することができません。チームで役割分担をしながら受け持ちの患者さん（あるいは業務内容）を決めて、それぞれに看護を進めます。

「虫の目」を活用して、受け持つ患者さんにそのときに必要な看護を提供しつつ、患者さんの反応を受け取り、心の動きや病態の変化、生活行動の状態を深く観察していきます。観察した結果によっては、さらに必要なケアを進めていきます。しかし、受け持つ患者さんに効果的な看護をするためには、自分一人の力ではできないこともあります。提供する技術そのものができないこともあれば、アセスメントの限界もあります。また、チーム全体の動きの中で、予定されていたこと以外に、急な入院や患者さんの急激な病状の悪化対応など、実施しなければならないことが生じることもあります。ですので、チームが協力し合いながら日常業務を進めることが、結果的に患者さんに良い結果をもたらすことになるのです。

チーム全体の動きを考えるためには「鳥の目」が必要です。患者さんに相対しているときには、全神経が患者さんに注がれる必要がありますが、必要に応じて「鳥の目」に切り替えて、自分の受け持ち患者さんのことだけでなく、チームメンバーと協力しながら患者さんにケアを提供します。

また、患者さんの目標や計画を修正するための相談（カンファレンスなど）をする、迅速に実施する必要のある患者さんの治療に対して、複数の看護師で役割分担しながら対応する、業務量を調整するためのリーダーの采配に対して支持するなど、互いに声をかけ合いながら業務を進めていきます。全体の動きを把握しきれない場合も同様です。「鳥の目」を強化していくために、自分の立場からはまだ把握しきれていないリーダーの采配の意味を考え、リーダーの行動を支えるために協力をしていくことがメンバーシップです。

2. リーダーシップとは何でしょう？

リーダーシップというと、日常業務におけるリーダーの役割の看護師が発揮するものだと考える人がいますが、それは違います。日常業務におけるリーダーの役割には割り当てられた業務があり、それを進めながら、全体を把握してリーダーシップを発揮することを求められます。この業務の役割は、チームの動きを把握してチーム内の業務調整や他職種との連絡調整を進めていくことです。しかし、チームメンバーであっても、リーダーシップは発揮されることを知っておく必要があります。チームメンバーとしてのメン

バーシップの発揮は前述しましたように、同時にリーダーシップを発揮するということでもあります。

　リーダーシップは、メンバーのモチベーションやパフォーマンスを高めるというメンバーの「意識」に働きかけること[1]であり、また、リーダーシップは「目的（目標）を実現（達成）するために、個人や集団に影響を及ぼすこと[2]」ともいわれています。メンバーのモチベーションやパフォーマンスを高めるために、意識に働きかけて影響を及ぼすことは、目的を実現するための方法です。患者さんに効果的な看護を提供していくためには、業務分担の役割は関係なく、協力するチームにおいて、リーダーの役割を担う看護師のほか、メンバーの看護師に対して、他職種に対して、患者さんに対して、また、自分自身の行動に対してリーダーシップを発揮して、患者さんに必要な看護を提供していく必要があります。

　看護現場におけるリーダーシップは、「看護組織の理念や目標に沿いつつ、担当する患者さんに対して、リーダーとメンバーのもつ特性や能力を最大限引き出して活用しながら、チームで看護実践をすること」です。メンバーシップの発揮には「目標を認識すること」という要素があります。日常業務において、受け持ち患者さんの目標を見定めていくときには、リーダーとの認識の共有が必須です。独りよがりの目標設定になっていないか、患者さんの本来の目標とズレが生じていないか、リーダーの役割の看護師やほかのメンバーの知識と経験を活用し、チームの知恵を結集して目標を定めていきます。

　また、メンバーシップとしての「チームで協力すること」を実現するためには、自分の担当する患者さんにチームで協力して実施する必要な看護があれば、<u>自分から発信しチームの協力を得る必要があります</u>。リーダーやメンバーのもつ特性や能力を活用して、チームでどのように進めていくのかを考えます。これらのことはメンバーシップとリーダーシップが同時に発揮されており、メンバーシップを発揮することは、リーダーシップを発揮することそのものであると考えることができます。

　近年のリーダーシップの考え方では、メンバーに指示をしてチームを動かすことではなく、メンバーそれぞれの特性や能力を引き出すために、ティーチングとコーチングを活用してモチベーションとパフォーマンスを高めることが重要視されています。それは、メンバーがそれぞれにリーダーシップを発揮できるように支援するという考え方です。メンバーシップを発揮するた

めの、リーダーシップが求められているということになります。

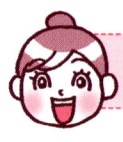

2つのシップを発揮するカギは「考える力」

　さて、ここまで読み進めていただいた皆さんは、お気づきかもしれませんが、看護師が患者さんに必要な看護を実践していくためにはリーダーシップが必要で、そのスキルは、看護師であれば誰でも身に付ける必要があります。実は、看護師の学生時代の教育で、リーダーシップはそれほど大きくは取り上げられていません。それは、専門職として学ばなければならない看護の技術や知識の優先度が高いからです。そのため、リーダーシップの理論や重要性、臨床現場での発揮の仕方を十分に学ばないまま臨床現場で働き始めることになります。しかし、リーダーシップという言葉で表現されていなくても、主体的に行動することは看護専門職の重要な要素として学んでいます。また、新卒の新人として入職した後も、1年目の教育プログラムにリーダーシップという表現はあまり見かけません。それでも、メンバーシップを学び、新人の学ぶ姿勢として主体性を求められます。新人看護師にとっては、初めて出る現場で「リーダーシップを発揮しましょう」と言われても、負担が大きく感じるかもしれません。しかし、実は主体的に行動することがリーダーシップの根底の考え方であり、メンバーシップを発揮できれば、リーダーシップも発揮できるようになります。

　では、どうすれば主体的に行動することができるのでしょうか。それは、「虫の目」「鳥の目」「さかなの目」を切り替えながら、状況を把握して「考える力」を養っていくことです。自分自身のできないことばかりに注目するのではなく、「虫の目」を活用しながら目の前にある課題を乗り越えるために自分にできることは何か、「鳥の目」を活用して周囲の状況から自分が求められていることは何か、あるいは、他者に協力してもらう必要があることは何か、そして、「さかなの目」を活用して目指す方向は何かを見定めるために、考えて行動することです。

　考えることをやめてしまうことは、指示をされて仕事をすることしかできない看護師になることを意味しています。目に入ってくる情報しか捉えることができなくなり、周囲の状況がまったく見えず、そして、進む方向もわからなくなり迷子になっていきます。実は、そういう状況になって職場を離れていく看護師は多いのです。

卒業して間もない看護師は、自分自身のことで精一杯になりがちです。1年目だけでなく、2年目になって新たな新人看護師が入職しても、自分自身のことで精一杯になっている人も多くいます。また、自分自身のできないことを受け入れられず、できない理由を周囲の人や環境のせいにして、逃げてしまうこともあります。もちろん、心の健康を保つために逃げることが必要な場合もあります。しかし、できないことばかりに注目していると、逃げなければならない事態が起こってしまうことを知っておく必要があります。

　チームや組織の中で自分の求められている役割と、自分ができること、そして、進む方向が見定められていれば、リーダーシップは発揮できます。もし、自分の進みたい方向と組織が進む方向が一致していなくても、自分で方向を一致させる方法を見出すことができます。そういう看護師は、「ほかの組織に行けば自分をもっと活かせるのではないか。ラクに働けるのではないか」という発想にはなりません。なぜなら、今いる組織で自分を活かす方法やラクに働く方法を見つけて行動することが、リーダーシップを発揮することだからです。

　はじめは考えること自体にとてもエネルギーを要します。また、虫と鳥とさかなの目を切り替えることも、簡単にできるわけではありません。意識して時間を作り、切り替えながら考えていく必要があります。はじめからできる人はいませんから、根気よく、地道に訓練をする、あるいは一緒に考えてくれる人を見つける、相談しアドバイスを素直に受け入れつつ意見交換をすることで考える力がつき、リーダーシップが発揮できるようになるのです。

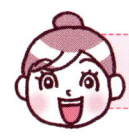

2つのシップと看護実践

　看護の現場において、メンバーシップやリーダーシップを発揮していくこと、チームメンバーで協力することは、単に仕事のスピードを速めるためにほかのメンバーを手伝うことだと勘違いしている看護師がいます。これは、チームで協力して仕事を進めることに捉われすぎた結果です。もちろん仕事の効率を高める必要はありますが、看護師の仕事は人間を相手にした仕事です。目の前の変化し続ける患者さんとコミュニケーションをとりながら、患者さんのニーズを捉えて、必要な看護ケアができなければ、専門性も活かすことができず、たとえ早く仕事が終わったとしてもこれでは本末転倒です。仕事が遅いことに思い悩む新人看護師は多いですが、患者さんに必要なこと

を実施するために多少時間がかかっても、考える時間や患者さんとのコミュニケーション、看護技術の手際は経験を重ねることで、より効果的なものとなって時間短縮されていくものです。それが、熟練していくということです。患者さんをないがしろにしてまでも、無理に早く仕事を終わらせようとせず、必要なことを考えながら、看護技術を繰り返して患者さんに提供することで訓練され、患者さんに影響を与えずに早く終わらせる方法を見出すことができるのです。

　これまで解説してきたメンバーシップとリーダーシップは、何のために発揮するのかを十分に理解しておく必要があります。それが、進む方向性を表す2つのシップを発揮するための目標の認識で、「さかなの目」を意識することです。看護の目的は患者さんの健康であり、効果的な治療を実施するために生活を支えることです。そして、患者さんの生活は個別に多様な様式であり、患者さん一人ひとりの違いを知らなければ効果的な看護はできません。「虫の目」を活用して深く患者さんに入り込み、関心をもって積極的に関わることで見えてくる患者さん像が、最も効果的な看護を見つけることにつながり、最短の時間で退院を含めた健康な生活へと導きます。また、患者さんに深く入り込んだ状況から、チームに戻り、「鳥の目」を活用して患者さんと自分の関係を客観的に理解するとともに、チームの動きを把握しながら、チームで担当する複数の患者さんに対して必要な看護を提供するために意見交換する、あるいは、協力して看護を提供していきます。これがチームで看護を実践していくことであり、そのことが看護現場で2つのシップを発揮することにつながっています。

　本書では、これまで述べてきた「2つのシップ」を発揮するために、どのように考えて行動していけば良いのかを事例を通して考えていきます。前述した「2つのシップ」は、看護実践を取り上げながら解説していますが、事例では看護実践場面に留まらず、さまざまな仕事の場面、先輩や上司、他職種と関わる場面で、あるいは、悩ましい状況が起こったときに、どのような対処が「2つのシップ」を発揮していることになるのかも示していきます。

　チームで働くためには、周囲の一緒に働く人たちと効果的なコミュニケーションをとる必要があります。しかし、看護師だって人間です。行動を選択するとき、仕事上どうするべきかがわかっていても無意識に感情が先立ち、業務に影響を及ぼしてしまうこともあります。そういった、仕事に関わるさまざまな場面を取り上げて、「2つのシップ」を発揮していくことを考えて

いきます。

　事例には、2パターンの看護師が登場します。片方は「2つのシップ」を発揮できていない**「いまいちなシップ」**の看護師で、その行動がどのような結果になっていったのかも示していきます。もう片方はとても良いリーダーシップを発揮している、**「いけてるシップ」**の看護師です。リーダーシップを発揮するということは、メンバーシップも発揮できているということです。

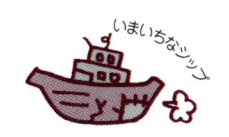

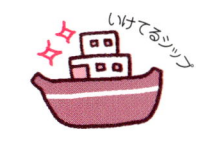

　それぞれ、なぜそういう行動になったのか、また、「2つのシップ」を発揮できなかった看護師はどのように考えて行動を変えれば、「2つのシップ」を発揮できるのかを解説していきます。また、看護師の仕事の現場は、多忙で人間関係を含めてとてもストレスフルです。そのことを踏まえて、無理やり行動を変えてストレスを増幅させるのではなく、「認知行動療法」を活用した事象の受け止め方や、行動変容で楽に自分を変えていく方法について、看護師の資格を有し、医療心理士として看護師を支援している小平さち子さんに、医療心理士の立場での解説として、「認知のツボ」を提示してもらいました。自分を大事にするためにも、この解説を活用してください。

　さて、皆さんの考え方や行動はどちらの看護師に近いでしょうか？　自分の行動を振り返りながら読み進め、看護師として「2つのシップ」をより効果的に発揮するための方法を学んでください。

■参考文献
1）清水多嘉子著．大島敏子 監．リーダーシップ論の基礎知識．組織づくりとマネジメントの鉄則．メディカ出版, 2014, 24.
2）諏訪茂樹．看護にいかすリーダーシップ 第2版．医学書院, 2011, 5.

2 「認知」の仕方を見直そう

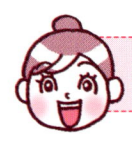

認知のクセがストレスを生む

　皆さんは、頭ではリーダーシップとメンバーシップの役割はわかっているのに、行動できなくて困ったことはありませんか。仕事だとわかっていても、どこにでも苦手な人はいるものです。実は、私たちが一番ストレスに感じるのは人間関係です。どうして人間関係にストレスを感じるのでしょうか。それは、自分の経験から、勝手に相手の人に苦手意識をもってしまうことと、相手の考えや気持ちがわからないことにあります。私たちはわからないまま、相手の表情や態度・言い方などから相手の心を読み取り、勝手に憶測していきます。そして、頭の中にある自分の世界で、憶測したことをあたかも真実であるかのように思い込み、悩みます。その悩みの元は、「認知」という自分のものの受け取り方や考え方にあります。

　チームで気持ち良く働き、自分らしく看護をするためにも「あるがまま」に受け入れる自他とのコミュニケーションスキルは重要です。A. メラビアン（Albert Mehrabian）によるメラビアンの法則によるとコミュニケーションは言語7％、声の調子（言い方）38％、ボディーランゲージ（表情・態度・ジェスチャー）55％といわれています。つまり、私たちは人とのやり取りの中で、言葉の7％で何を言ったかよりも、声の調子とボディーランゲージの93％で相手の意図を読み取り、コミュニケーションの意味を解釈しています。その基礎となる「認知の仕方」を見直し、感情のコントロールをする方法として、認知療法（認知行動療法とも呼ばれます）をご紹介します。

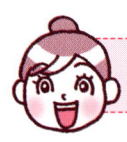

認知療法って何？

　認知療法は、1950年代に米国の精神科医アーロン・T・ベック（A. T. Beck）医学博士らにより「うつ病の治療と対策」のために開発された心理療法です。

ベック医学博士らによって、多くのクライアントの思考内容を検証した結果、「**何か否定的な感情を体験する前には、何か否定的なことを考えている**」ことを発見したのが認知療法の源といわれています。認知療法には、精神疾患だけでなく日常生活でのストレスを和らげる効果があります。

　認知療法の特徴として、1つには症状の改善が早いことです。次に認知療法が教育的モデルに従っており、自分の問題症状がどうして起きたのかを理解することができます。その結果、自分で自分の感情を管理することができるようになります。

　認知療法は、「私たちの感情というものは、外的な出来事によって作られるのではなく、その出来事をどう解釈するかによって作られる」という理論が基礎になっています。

　日本には「ものは考えよう」ということわざがあります。「ものは考えよう」を辞書で調べると、「物事は考え方1つで、善くも悪くも解釈できるものだ」（広辞苑より）とあるように、「考え方が気分に大きく影響する」ことは昔からいわれてきました。物事を肯定的に考えることに慣れている人は、「ものは考えよう」と簡単に言いますが、物心ついた頃から、物事を否定的に考えることが多かった人にとっては難しいことです。なぜなら、物事を肯定的に考えるという体験が少なく、否定的に考えるクセがついているからです。この、ものの見方や考え方のクセを「認知の歪み」といいます。

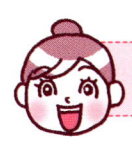

認知療法の5つの原則

　認知療法の原則には、以下の5つがあります。
① 「人の感情は外部の出来事によって作られるのではなく、その出来事を自分の頭の中で何と言っているか（自動思考）、どう解釈しているかによって作られる」
② 「人が憂うつだったり、不安だったりするときには、物事を客観的に見ることが難しく、否定的に悲観的に考える傾向にある」
③ 「自分自身は、客観的に状況を考えていると思うときでも、自分を不快にさせる否定的な考えは、非現実的で認知の歪みを含んでいる」
④ 「認知の歪みは、認知療法を学ぶことによって、より客観的に現実的なものに修正することが可能になる」
⑤ 「認知の歪みを、客観的・現実的なものに修正することによって、否定的・

悲観的な感情がより肯定的な感情になり、その状況に適切なものに変化する」

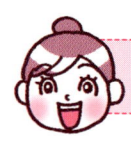

物事の捉え方は人によって違う

　認知療法の基本となる「考え」は、ある状況に遭遇すると、意識することなく自動的に頭の中に考えがパッと浮かんでくるので、「**自動思考**」といわれています。認知療法では、この自動思考を認識して、何を頭の中で言っているのか、その考えに気づくことが初めの一歩になります。

　例えば、ある場面を想像してください。あなたは朝出勤して、職場の先輩に「おはようございます」と元気にあいさつをしました。ところがナースステーションにいた先輩看護師は、目も合わせず素通りして行ったという場面です。このような場面で、あなたはどんな気持ちになりましたか？　ある人は不安になり、ある人は腹を立て、また、ある人は悲しみを感じるかもしれません。中には「別に何ともない」という人もいるでしょう。

　同じ状況に遭遇しても、体験する感情はさまざまです。にもかかわらず、自分の感情は、外の出来事の善し悪しが原因で、結果として快・不快が決まると思っていないでしょうか。この「原因→結果」を因果の法則で考えると、同じ状況に遭遇した場合、すべての人が同じ感情を体験することになるはずです。しかし、同じ状況に遭遇しても体験する感情は千差万別です。それぞれの人たちが体験した感情は、どれも本当ですが、どうして感じ方が違うのでしょうか。私たちは一人ひとり、五感を通して情報収集し認知していきます。認知というのは、ものの見方とか、受け取り方、物事をどう考え解釈するかということです。

　自分では外部の事象を、そのままに見ているつもりですが、ものの見方や考え方にはクセがあります。認知の歪みという「色眼鏡」を通して、外部の出来事を認知し「自動思考」します。「自動思考」として頭の中でつぶやいた結果、同じ状況であるにもかかわらず、それぞれ違う感情を生み出すことになるのです。

　同じ状況に遭遇したとき、それぞれ頭の中でどのような考えが浮かび「自動思考」したのでしょうか。

　不安になった人は、「あら、どうしたんだろう……、私何かやっちゃったのかなぁ……」「嫌われちゃったのかもしれない……どうしよう……」と自

動思考しているかもしれません。

腹を立てた人は、「ムカつく〜！　こちらがあいさつしているのに無視するってどういうことよ！」「もう、あの先輩にはあいさつしない！」と自動思考しているかもしれません。

悲しくなった人は、「どうせ私なんか、あいさつもしてもらえない存在なんだ……」と自動思考しているかもしれません。

別に何ともないという人は、「聞こえなかったのかもしれない」「忙しかったのかもしれない」「別にあいさつの返答を期待してないし」と自動思考しているかもしれません。

このように私たちは、同じ出来事に遭遇しても、同じように考えたり感じたりするわけではないことがわかります。では、どうしたら問題解決できるのでしょうか。

例えば、「あの人がもっと優しく教えてくれれば」「あんな言い方や態度をしなければ」「私はこんなに嫌な思いをしなくてもすむのに」などと、相手の対応に問題があると考え、問題解決には相手が言動を変えるべきだと期待します。

心理学では、「**過去と他人は変えられない。自分と未来は変えられる**」といわれています。人はそう簡単に変われるものではありません。本人が自己変革を決断しない限り、相手の行動変容は難しいでしょう。相手にだけ変化を望み、「相手頼み」を続ける限り、あなたの平安はいつ訪れるのかわかりません。認知療法では、他者を変えることではなく、認知の歪みを修正することで自分の気分を変えることができ、おのずと行動が変わっていきます。

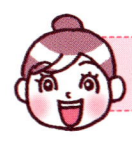

認知の歪みの10パターンとは

認知療法の原則の中で、気分が沈んでいたり憂うつであったりした場合、物事を客観的に見ているのではなく、認知の歪みが生じていることが多いと説明しました。

この認知の歪みのパターンをドクター、デビッド・D・バーンズ（D. D. Burns）の分類に従って説明します。

1. 全か無か思考

物事を両極端に白か黒か、全か無かのどちらかで考えます。完全主義的思考で、完璧でなければまったくの失敗だと考えます。言葉癖の例は、「完

に失敗だ」「全然ダメだ」「まったくなっていない」などがあります。ものの見方として、物事を正しいか間違っているか、白か黒かの両極端な形で見る思考法で、完全主義的な人がする思考法です。この思考をする人は、たとえ90点であっても欠けている部分の10点に焦点がいき、「全然できなかった」とできた部分の自分を認めません。思い出してみてください、国家試験が終わって、「あ～、全然できなかった」と言って落ち込んだ人はいませんでしたか？　試験の結果は、多くの人が合格して、看護師の仕事をしていると思います。

2. 過度の一般化

　否定的な出来事が何か1つあると、それが永遠に続くと考えます。言葉癖の例は、「いつも……」と言います。例えば、誰かが遅刻したとしましょう。そのことに対して「あの人って、いつも遅刻してくるよね」と何気なく使っていることがあります。「いつも」という場合、厳密にいうと「毎回」ということです。毎回遅刻してこなければ、「いつも」という言葉は適切ではありません。現実の状況を、「いつも」という言葉を使い一般化して大げさに言うことで、感情も同時に大きくなってしまいます。

3. 心のフィルター

　否定的なことにこだわって、肯定的なことを無視します。言葉癖の例は「どうせ……」と言います。「心のフィルター」は、褒められたことや肯定的な体験は通過させず、否定的なところだけを通過させ受け入れてしまう仕組みです。例えば、髪型を変えたとします。みんなが「良く似合っているわよ」と褒めてくれました。ところが、1人だけ「前の方が良かったんじゃない」と言いました。すると、1人の反対意見に焦点を合わせて「前の方が良かったんだ。髪型を変えなければ良かった」と後悔し、「どうせ、私が良いと思うことはダメなのよ」と結論づけます。

4. マイナス化思考

　肯定的な出来事を無視または軽視します。言葉癖の例は、相手からの肯定的な評価に対して「でも……」と言って却下してしまいます。相手から褒められたとき、「ええ、でも私は……〇〇ができませんし、そのくらいのことは誰でもやっていますから……」と、自分は大したことをしていないと肯定しません。日本人の中には「謙虚は美徳」という概念があるため謙遜するのかも知れませんが、マイナス化思考は褒めてくれる相手の意見を受け取りません。それは、褒めてくれた相手に対して「あなたの評価は間違っている」

と言っているようなものです。

5. 結論の飛躍

根拠もないのに、事実とは違った悲観的な結論を出してしまうことです。結論の飛躍には、「心の読み過ぎ」と「先読みの誤り」の2種類があります。

① 「心の読み過ぎ」は、人間関係の中でよく起きます。人の態度や言葉を悪い方に勝手に憶測します。言葉癖の例は、「あの人は私を嫌っているに違いない」と悪い方に深読みします。

② 「先読みの誤り」は、事態は確実に悪くなるであろうと憶測します。言葉癖の例は「この先も、うまくいくわけがない！」と悪い方に決めつけます。

6. 拡大解釈と過小評価

自分の失敗を過大に考え、長所を過少評価します。逆に、他人の良いところを実際以上に評価し、他人の欠点や失敗を見逃します。言葉癖の例は、「みんなが私をダメだと思っている」「誰も私のことをわかってくれない」と言います。

7. 感情的決めつけ

自分の憂うつな感情は、現実をリアルに反映していると考えます。言葉癖の例は、「こう感じるのだから、それは本当のことだ」と思い込みます。

8. べき思考

自分や他人に「〜するべき」「〜するべきではない」と批判します。言葉癖の例は、「時間は守るべき」「あいさつはするべき」「看護師は、患者さんに優しくするべき」「遅刻するべきではない」と、自分の価値観や信念を他人に押しつけます。この「〜べき」を自分に向けると、そうしないと罰でも受けるかのように感じ、罪悪感をもちやすくなります。また、これを他人に向けると、怒りや葛藤を感じることになります。

9. レッテル貼り

自分や相手に否定的なレッテルを貼って、欠点と同一視します。言葉癖の例は、「役立たず」「看護師失格」「とろい」「使えない」とレッテルを貼ります。

10. 個人化・他人を責める

罪の意識のもとになる考え方です。

① 「個人化」は、自分に責任がないような場合にも、自分のせいにして自分を責めます。言葉癖の例は、「私のせいでチームの仕事がうまくいかなかった」と自分を責めます。

②「他人を責める」は、自分にも責任の一端があるようなことなのに、他人のせいにして責めます。言葉癖の例は、「あの人がもっと仕事ができれば、私は早く帰れたのに！」と相手を責めます。

　以上、認知の歪み10パターンについて簡単に説明をしてきました。この認知の歪みのパターンを「10色の色眼鏡」で考えてみましょう。
　それぞれの人が知らないうちに、色眼鏡をかけて物事を見ていたから、同じ事象に遭遇しても「認知」する見え方や感じ方が違ったのだと理解できます。日常生活の中で、否定的な感情を体験しているときは、色眼鏡をかけて物事を歪めて見ていることに気づいてください。認知の歪みを修正するためには、その色眼鏡を外せば良いだけのことです。
　皆さんが、「認知行動療法」の考え方を活用して、自分らしく平常心で2つのシップを発揮できるように、「認知の見直しかた」について、2章の各事例のおわりの「認知のツボ」で解説をしていきます。チームで気持ち良く働き、自分らしく看護をするためにも一緒に学んでいきましょう。

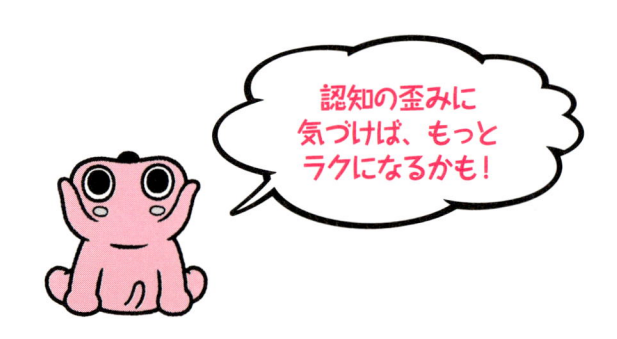

認知の歪みに気づけば、もっとラクになるかも！

第2章

事例で学ぶ
仕事がスムーズにいく心構え

- 超基礎編
  事例 1〜17
- ステップアップ編
  事例 18〜26

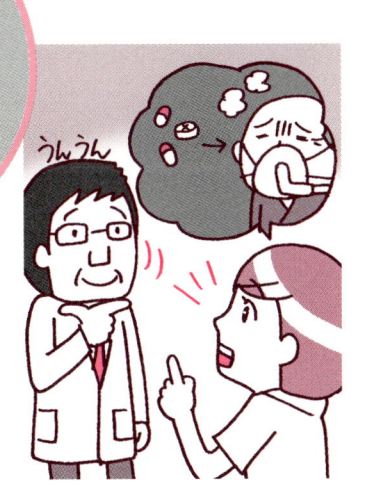

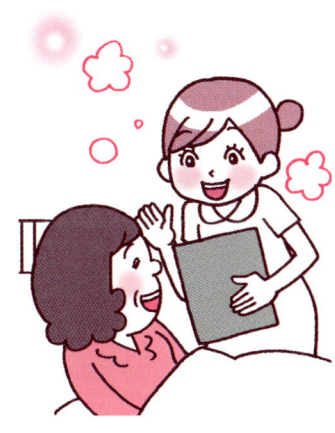

> 超基礎編

1 仕事を気持ち良く始める最低限のルール

本日、日勤のあなたは、少し早めに出勤しました。まだ、夜勤の看護師が患者さんの食事介助をしたり、食後の内服薬を確認したりと、忙しそうに動き回って働いています。日勤の看護師はチラホラと出勤してきており、カルテから情報収集を始めていました。あなたはあいさつをしたいと思いましたが、自分が病棟に来ていることにも看護師達は気づきません。

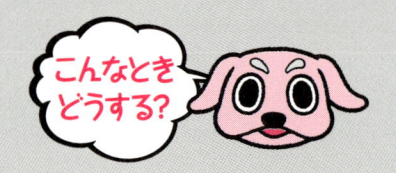

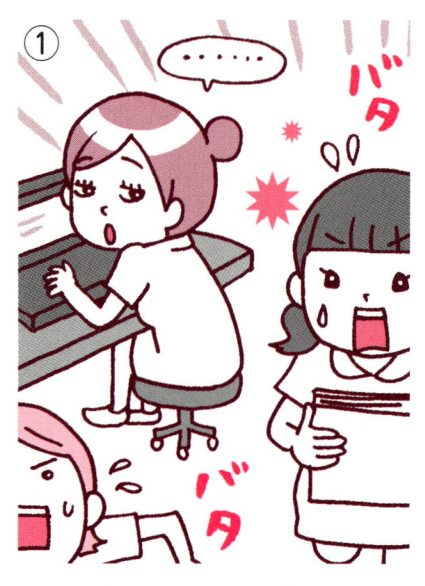

こんなときどうする?

① 周りの邪魔にならないように静かに情報収集を始める

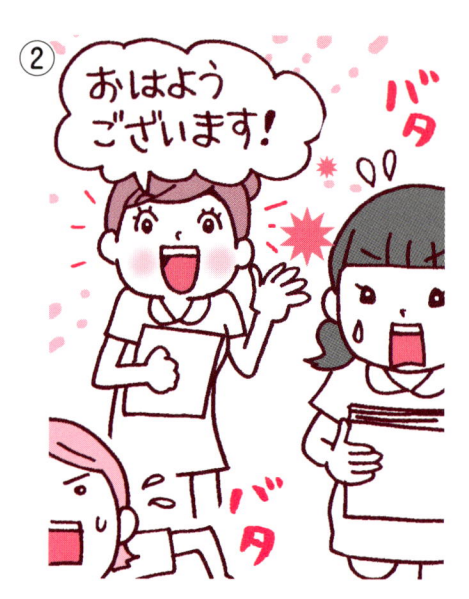

② 聞いているかどうかわからなくても「おはようございます」とひとまず大きな声で言う

① 周りの邪魔にならないように静かに情報収集を始める

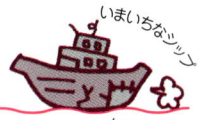

② 聞いているかどうかわからなくても「おはようございます」とひとまず大きな声で言う

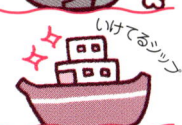

　社会人としての基本的なマナーを身に付けることは、仕事を気持ち良く進めるための最低限のルールです。仕事上での基本的なマナーには、事例に取り上げたあいさつのほか、敬語を上手に使うこと、時間を守ることなどがあります。職場におけるあいさつは、一緒に働くという認識を一致させます。そして、敬語を使うことは、相手への敬意を言葉で表しています。これらは互いに大人として尊重しながら働くためのコミュニケーションツールです。

　また、社会人になると時間はお金に換算されることを知っておく必要があります。時間を守ることは自分の信用を守るだけでなく、時間が守られず待っている相手の時間を奪うことにもなります。学生時代には少しは許されていたことでも、一社会人として働く職場では普通のこととして求められます。社会では「できることが普通」であるため、できていないときの行動がとても目立ちますので、社会に出る前までにきちんと身に付けておきたいものです。

　看護学生の場合は、臨地実習で社会人としての予行練習がありますから、身に付けるチャンスを十分に活かせた人は、就職してからも困ることはありません。特に、あいさつはコミュニケーションの第一歩。相手の存在に気づいたときがあいさつのタイミングです。このように社会人としての基本的なマナーを身に付けた者同士が一緒に働くことが、「気持ち良く仕事ができる」ということにつながるのです。

　出勤したとき、すでに勤務し始めている看護師たちが忙しそうに働いていて、周囲が見えなくなるのはよくあることです。「声をかけると忙しくしている看護師の邪魔をするのではないか……」と思ったり、「返事が返ってこないだろうからあいさつしても意味がない」と思うことはありませんか？

　それでは、メンバーシップ、リーダーシップの視点で考えてみましょう。

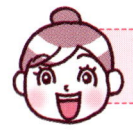

メンバーシップ

　メンバーとして仕事を始めるときのあいさつには、どのような意味がある

でしょうか。あいさつはコミュニケーションの第一歩です。相手に聞こえるように、また、相手が不快に感じないあいさつをするのが基本です。自分の存在を相手に知らせることで、メンバーとしてチームの一員になります。また、あいさつをすることで自分自身もチームに参加する心構えができます。

　周りの邪魔にならないように静かに情報収集を始めた看護師は、「自分のあいさつの声で相手の仕事の邪魔になるのではないか」と考えているかもしれません。その思い込みが人間関係に少しずつ影響を及ぼしていくことを認識しておく必要があります。思い込みは「それまでの経験に基づいて作られ、その人の中に固まってしまったものの見方や考え方[1]」です。あいさつをすることにいろいろと思い巡らせてしまう看護師は、過去、自分からあいさつをすることで不快な体験をした可能性もあります。しかし、職場は友人や知人との関係作りの場ではありませんので、マナーとしてのあいさつを身に付けることが重要です。

　あいさつをされた側の看護師は、忙しければあいさつの声をうるさいと思うほどの余裕もありませんし、忙しそうに見えるだけで、あいさつをする余裕があれば普通にあいさつを返してくれるものです。また、患者さんの急な変化があったときなど、誰が出勤しているかがわかっていると、メンバーでもリーダーシップを発揮して応援依頼をする場合があるので、リーダーシップで看護師は応援依頼ができ、そこで看護するためのチームが形成することができます。あいさつをしないことは、チームメンバーとしてのスタートができない「いまいちなシップ」です。あいさつをすることで、チームメンバーとして認識できるメンバーシップが求められます。

あいさつをしなかった「いまいちなシップ」の看護師のその後……

　いつもあいさつをしないで仕事を始めていた看護師は、同僚や上司から「あいさつができない人」という評価をされてしまいました。できないわけではなく、気を遣ったつもりが、社会人としてのマナーをわかっていない未熟な看護師と評価されてしまい、その後のコミュニケーションに苦労しました。「初めから余計な気は遣わずに、きちんとあいさつをしておけば良かった……」と後悔したのでした。

リーダーシップ

　あいさつをするタイミングは、相手の存在に気づいたときですから、自分から発信するものです。自分の存在を伝えて、相手の存在を認めている姿勢の表れがあいさつともいえます。

　あいさつをされた側が「気づかなくてすみません」と言っている場面を見たことがありませんか？　これは「あいさつは自分から発信することがマナーである」と考えている社会人から出る言葉です。この言葉には「私からあいさつをする必要があった」という、相手との関係作りに対する積極的なコミュニケーションの態度が受け取れます。

　また、相手がどんなに忙しくても反応したくなるようなあいさつは秀逸なリーダーシップです。相手の状況に合わせて表情を作って目を合わせる、あるいは、通常のあいさつの言葉の後に反応したくなるような一言を添えるなど、工夫次第であいさつがさらに意味深いものになります。あいさつを自分から発することは、自分からチーム作りを始めるリーダーシップです。

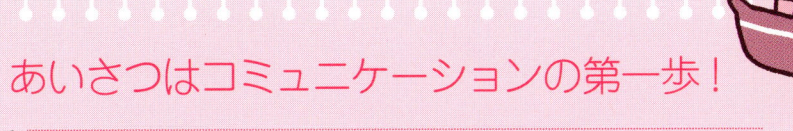

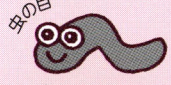

あいさつはコミュニケーションの第一歩！

- 虫の目：仕事を始める自分自身にスタートの合図をして、チームに参加するためにあいさつをする
- 鳥の目：時間帯や勤務している看護師の状況を知って、自分からあいさつをする
- さかなの目：あいさつによって、コミュニケーションができるチーム作りをする

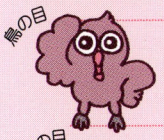

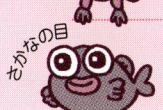

■参考文献
1）星野欣生．人間関係づくりトレーニング．金子書房．2003，38．

あいさつをしなかった看護師は、「相手が忙しいのに声をかけたら迷惑かもしれない」と相手の立場に配慮してあいさつをしなかったのかもしれませんし、「迷惑をかけると嫌われる」と思い込んでいたら怖くて声もかけられません。

色眼鏡（認知の歪み10パターン、p23参照）で考えると「結論の飛躍」の１つ、「心の読み過ぎ」です。そして、あいさつをしないで仕事を始めた結果、同僚や上司に「あいさつができない人」とレッテルを貼られてしまいました。人は心の中で何を思っていても、行動レベルで表現しなければ相手には伝わりません。

ヒント 「心の読み過ぎ」の眼鏡を外す方法は、勝手に憶測をせず、勇気を出して「相手に確認する」ことです。答えは、相手（本人）しかもっていないのですから。

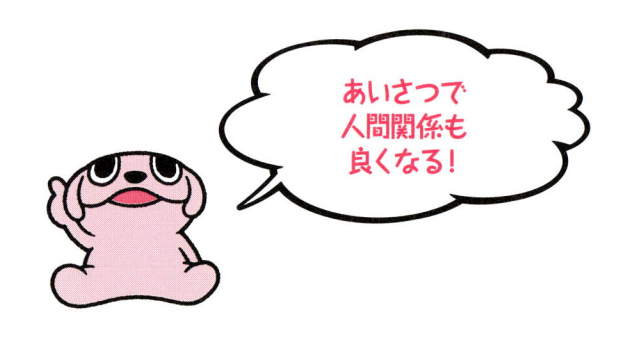

認知のツボ

あいさつで人間関係も良くなる！

2 仕事をスムーズに進めるために大切なこと

出勤後、働き始める準備をするために業務分担を確認すると、今日の受け持ちの患者さんは4名でした。4名とも初めて受け持つ患者さんです。患者さんの疾患と治療、看護計画、最近の様子を知るための経過記録など、カルテからは情報収集をして患者さんの状況は自分なりに把握できました。

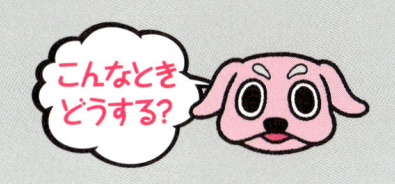

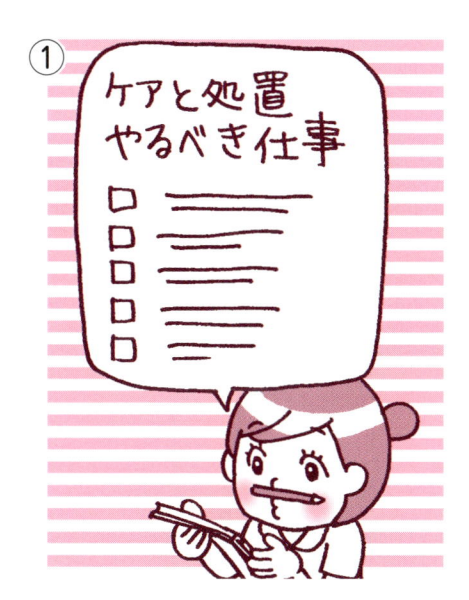

こんなときどうする？

① 受け持ち患者さんのケアと、処置などのやるべき仕事をリストアップして患者さんのところに行く

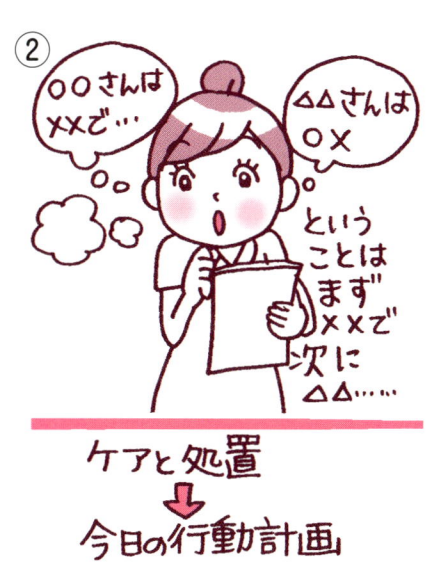

② 受け持ち患者さんのケアと処置などから、今日1日の行動計画を立てて患者さんのところに行く

① 受け持ち患者さんのケアと、処置などのやるべき仕事をリストアップして患者さんのところに行く

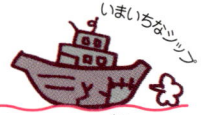

② 受け持ち患者さんのケアと処置などから、今日1日の行動計画を立てて患者さんのところに行く

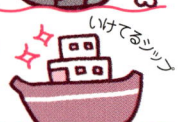

　看護業務には、実施時間がしっかりと決められていることと、勤務時間内に実施することとがあります。また、その他、医療現場では緊急入院や病状の変化などによって、計画したこと以外の患者さん対応もしなければなりません。そのため、優先順位を考え、上手に時間を活用して仕事を進めていく必要があります。時間で実施することだけを重視して、その他を無計画に進めていると、あっという間に時間は過ぎてしまいます。

　行動計画を立てることは、自分と患者さんのタイムマネジメント（時間管理）をすることにつながります。自分の仕事の行動計画は、患者さんの予定に影響すると理解しておく必要があります。そのために、治療や看護上で実施する必要のあるタスク（検査や治療、看護ケア）を洗い出したら、いつ実施するのかをスケジューリングします。さらに、患者さんにスケジュールの了解を得るため予定を聞き、自分が計画した通りに行動できるのか、時間調整ができるのかを確認します。

　優先順位を考えるときには、時間管理のマトリックス（図1）が活用できます。勤務時間で実施する仕事にマトリックスを活用しながらスケジューリ

	緊急	緊急でない
重要	〈第1領域〉 緊急度：高・重要度：高 **確実に実施する必要のある仕事** ・時間が決められている仕事 ・生命維持に影響のある看護ケアと処置 ・看護計画の実施 ・実施記録とアセスメントや評価した結果、必要な看護計画の立案や修正	〈第2領域〉 緊急度：低・重要度：高 **看護の質をより高めるための仕事** ・看護計画の立案や修正するためのカンファレンス ・組織運営のための活動 ・働きやすい職場風土を形成するためのコミュニケーション
重要でない	〈第3領域〉 緊急度：高・重要度：低 **自分が重要だと思い込んでいる急ぎの作業** ・経験や情報不足による非効率的な動き ・人間関係を維持するための協働作業	〈第4領域〉 緊急度：低・重要度：低 **仕事ではなく無駄な作業** ・勤務時間中の私的作業 ・看護や医療に無関係なコミュニケーション

図1 時間管理のマトリックス

ングをすることで、効果的に仕事を進めることができます。

それでは、メンバーシップ、リーダーシップの視点で考えてみましょう。

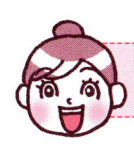

メンバーシップ

　タイムマネジメントは、メンバーシップを発揮するための重要なスキルです。第1領域の緊急度、重要度が高い仕事をリストアップするだけでなく、行動計画を立てることで1日の仕事をスムーズに進められます。さらに、この第1領域の仕事の中にも優先度があります。一番優先度が高いものは、時間が決められている仕事です。実施時間は決められていなくても、勤務時間内に実施する必要のある仕事は、隙間時間を上手に使いスムーズに進めましょう。この隙間時間の計画的な活用で、効果的な時間管理が可能になります。

　看護の現場は緊急入院や患者さんの急変など、予定外の仕事が入るのは普通のことです。時間のやりくりを仕事のスタート時点で計画していると、予定外の仕事が入っても落ち着いて仕事を進められ、緊急の仕事を依頼されたときの判断材料にもなります。

　第3領域にある「自分が重要だと思い込んでいる急ぎの作業」には、人間関係を維持するための協働作業があります。チームは人間関係を維持しながら目的に向かって仕事を進めるための協働作業ではありますが、人間関係を良くすると自分が思い込んでいる（嫌われたくない）気持ちを最優先にしていると、メンバーシップは発揮できません。メンバーシップは互いの役割分担を共通認識するために、自分自身の仕事の状況について情報提供し、ほかのメンバーの状況を踏まえて、自分ができる状況にあるのか、また、引き受ける必要のある仕事かどうかを判断することが求められます。

　実施するべきことだけに捉われて、その日の予定が決まっていなければ、スムーズに仕事を進めることはできません。隙間時間を有効に活用した時間管理ができないことは、チームメンバーとして協力できない「いまいちなシップ」です。

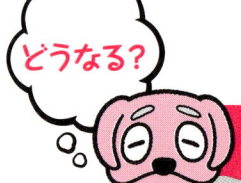

どうなる？ 行動計画を立てていなかった「いまいちなシップ」の看護師のその後……

行動計画を立てずに仕事をしていた看護師は、同僚と同じ時間に仕事が終了しない日々が続きました。同僚が行動計画を立てて働いていることを知らなかったのです。毎日のように時間外勤務をして疲れ切ってしまい、同僚から「学生時代に臨地実習で行動計画を立てていたじゃない！」と言われ、初めてその意味を知ったのでした。

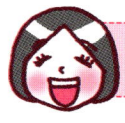

リーダーシップ

　タイムマネジメントを積極的に進めていくことは、時間に追われて仕事をする感覚から逃れられます。実施する業務のスケジュールを考えながら、自分の行動に対してリーダーシップを発揮します。重要な仕事をもれなく実施するばかりでなく、無駄な仕事を排除することも必要です。それが、第3、第4領域の排除です。

　リーダーシップには、非効率な作業を減らす思考が必要です。こういう表現をすると猪突猛進（ちょとつもうしん）で仕事をするイメージがありますが、たまには、楽しく仕事を進めるためのスパイスとしてのコミュニケーションも必要です。自分自身だけでなく、チームのモチベーションが低下しないためのコミュニケーションやカンファレンスによる問題解決は、日々の業務を進めるだけではなく、看護の質を高めていくことのできる第2領域の仕事です。緊急性はなくても重要性の高い仕事と認識して、仕事の意味を見出し、自ら進んで第2領域の仕事に積極的に参加することは、看護の質をより高めるためのリーダーシップです。

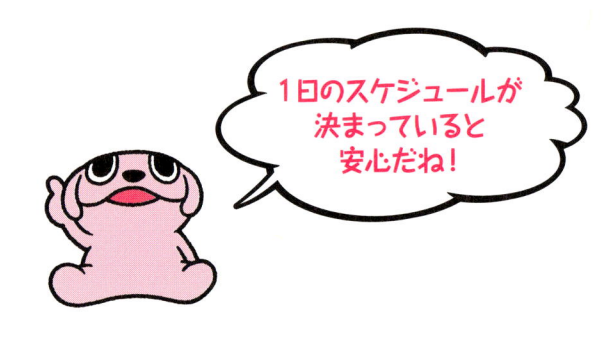

> 1日のスケジュールが決まっていると安心だね！

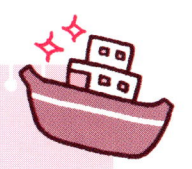

タイムマネジメントでやりがいと充実感のある職場作りに貢献しよう！

虫の目 受け持ち患者さんに提供する看護を、勤務時間に確実に実施するためのタイムマネジメントをする

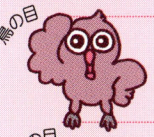

鳥の目 タイムマネジメントによってチームが協力して効果的な仕事をする方法を考える

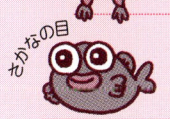

さかなの目 緊急性が低くても、重要性の高い仕事に積極的に参加して、看護の質を高めていく

　「わからないこと」を聞けない人は、「わかって当たり前」、「できて当り前」という信念や価値観をもっているのかもしれません。時間管理ができず、残業の多い自分は「何をやっても遅くてダメなんだ」と、自分に「レッテル貼り」の色眼鏡をかけて批判します。

ヒント　「レッテル貼り」の眼鏡を外す方法は、貼ったものは剝せば良いだけです。「時間管理ができなくて残業が多いからといって、自分のすべてがダメとは限らない。自分にレッテルを貼るのはやめよう」と言い換えれば、修正できます。段取りの良い先輩の、仕事の仕方をよく観察してモデリング（まね）をしましょう。学びはまねることからです。

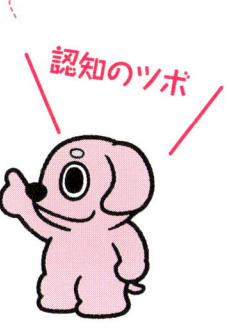

認知のツボ

3 プリセプター・先輩看護師との関係作りで大切なこと

新人看護師のあなたはプリセプターに支援してもらっています。でも、そのプリセプターはちょっと厳しくて、何でもはっきりとストレートに言うタイプ。職場の中でも怖がっている看護師がいるし、あなたも少し苦手に感じています。特に、プリセプターのため息をつく癖がとても気になり、指導されているときのため息は、本当に身が縮む思いです。そんなプリセプターとの関係作り、あなたはどうしますか？

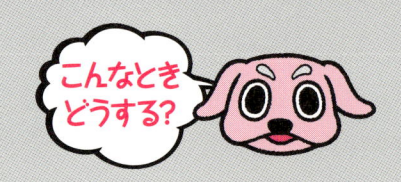

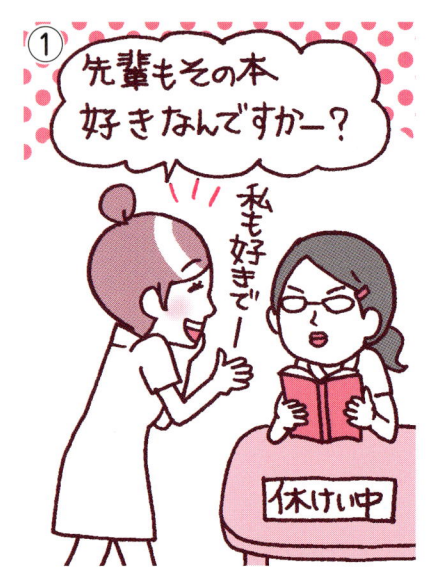

①　できるだけ気に入られるように努力する

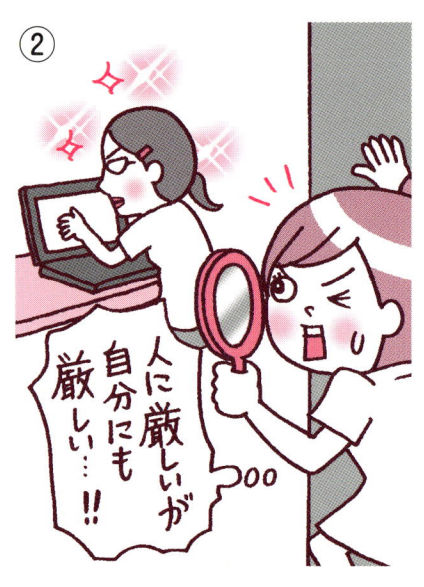

②　仕事の上での尊敬できるところを探してみる

①できるだけ気に入られるように努力する

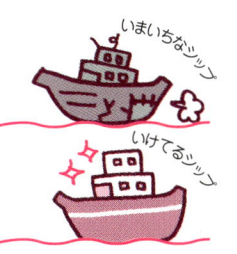

②仕事の上での尊敬できるところを探してみる

　新人看護師として教えられながらの勤務では、立場が弱く感じているかもしれません。先輩たちの言葉や仕草の一つひとつが気になって、顔色をうかがいながらの勤務は、ストレスも増していくし、良い学びをすることは難しいものです。しかし、学んでいる場所は学校ではなく職場です。元気に働くための人間関係作りは大事なことですが、職場における人間関係は仲良くなることではなく、一緒に看護をする仲間としての関係作りをする場であることを認識しておく必要があります。看護現場の仕事におけるチームは、看護をするという共通する目的をもったスタッフが集まって成り立っています。人間関係の調整は最重要事項ではありません。職場では、自分よりも経験がある看護師からの学びに関心を集中させること、それが成長できるきっかけとなります。

　それでは、メンバーシップ、リーダーシップの視点で考えてみましょう。

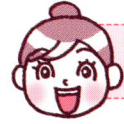

メンバーシップ

　プリセプターは自分に対して、仕事の進め方や学び方などを指南してくれる人です。プリセプターとの関係において、メンバーシップを発揮するのであれば、その目的は自分自身の看護師としての成長です。

　特に新人のときの学びの目的は、所属する新人看護師の1年間の到達目標に向かいプログラムの内容に沿って学ぶことを前提とし、現場では仕事の進め方や技術的なスキルを学んでいきます。プリセプターはその学びを支援する役割があり、その方法はさまざまです。

　プリセプターの態度や教え方が自分にどのように影響するかは、新人の受け取り方によって異なり、時には反面教師にしてコミュニケーションを学ぶかもしれません。また、自分が苦手なことだけに関心を寄せていると、できない自分の言い訳にしていくようにもなります。学ぶことを目的にしていれば、プリセプターの仕事ぶりや話している内容に関心が強くなるものです。それは、自分が関わる患者さんにどうしたら良いケアができるかを重視した

結果です。

　たとえ不快な感情が一時的に生じても、「私にはもっと考えなければいけないことがある」と切り替えられれば、プリセプターの言葉や態度に対して、「他者とのコミュニケーションが洗練されていない課題がある先輩なのだ」と理解することができます。

　患者さんの存在を忘れて先輩との関係作りにばかり捉われ、プリセプターの尊敬できる部分を見つけること、学ぶことにエネルギーを注ぐことのできない目的を見失ったコミュニケーションは、「いまいちなシップ」です。

プリセプターとの人間関係ばかりに関心を寄せていた「いまいちなシップ」の看護師のその後

　気に入られようとすればするほど、プリセプターの厳しさは増していき、ある日「あなたは何のために仕事をしているの？　私の機嫌をとろうとしないで自分が学ぶことを考えなさい」とプリセプターから指導されてしまいました。患者さんのことや学びではなく、自分を守る行動が基準になっていたことを指摘され、周囲の先輩たちからもあきれられてしまいました。

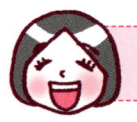

リーダーシップ

　自分自身の学習にリーダーシップを発揮するということは、主体的に学んでいくことです。看護師が学習し続ける職業であること、自分自身で学ぶための自己研鑽が重要であることは、皆さんも理解していると思います。新人1年目の看護師であっても、その主体的な態度が学び続けるための、初めのステップになっていることを知る必要があります。

　病院では、新人看護師が学ぶためのツールや材料が整えられています。プログラムがあり、研修が企画され、現場で技術を学ぶための手順も整備されています。その学びを支援するためのプリセプターの配置なども配慮されています。その中で、自分自身がするべきことは何でしょうか。看護師が学ばなければならないことは、技術や知識だけではありません。社会人として職場の人間関係を保つことや、専門職としての学習態度も身に付けていくことを学ぶ必要もあります。では、苦手な先輩がプリセプターになったとき、指

導の方法や口調、態度が気になって学ぶことに集中できない場合は、どうしたら良いでしょうか。

　メンバーシップの視点では、メンバーとして学ぶ姿勢を理解しますが、プリセプターとの関係性においてリーダーシップを発揮するのであれば、アサーション[1]を身に付けることです。アサーションとは「自分も相手も大事にした自己表現」です。人間関係は個人的な関係性なので、その2人にしかわからないやり取りがあり、基本的には誰かがどうにかしてくれるものではありません。自分からその関係を修復する、あるいは、調整する方法や勇気を身に付けること、それがリーダーシップにつながります。どのようにしたら最大限、相手に不快に思われずに上手に伝えることができるか、自分自身が傷ついていることを理解してもらえるか、これらを表現するためのスキルを身に付けることができると、効果的に学ぶための関係性作りができます。

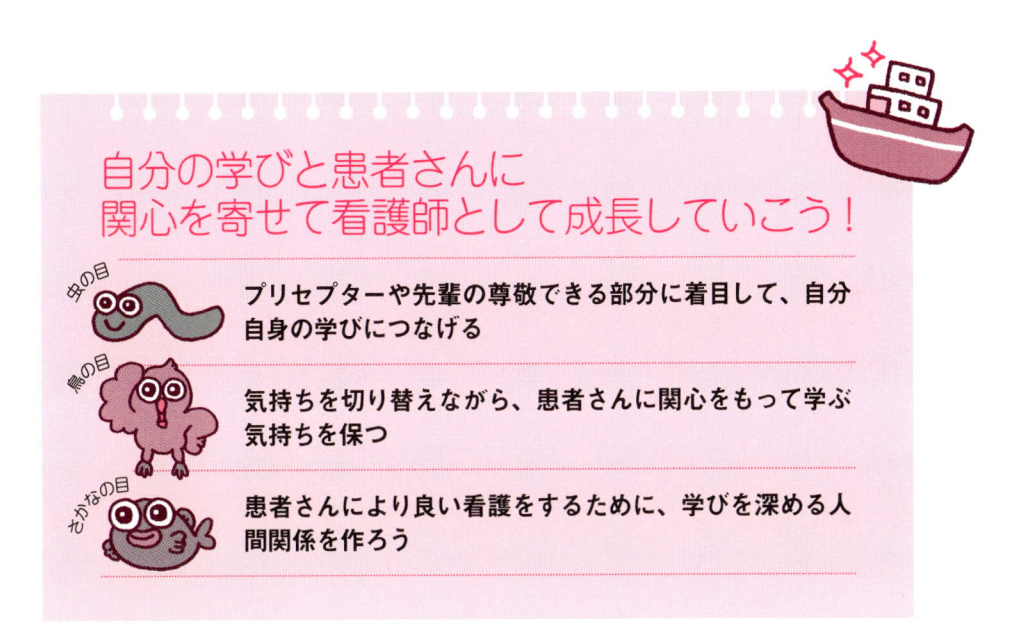

自分の学びと患者さんに関心を寄せて看護師として成長していこう！

- **虫の目**　プリセプターや先輩の尊敬できる部分に着目して、自分自身の学びにつなげる
- **鳥の目**　気持ちを切り替えながら、患者さんに関心をもって学ぶ気持ちを保つ
- **さかなの目**　患者さんにより良い看護をするために、学びを深める人間関係を作ろう

■参考文献
1）平木典子．改訂版アサーション・トレーニング　さわやかな＜自己表現＞のために．金子書房．2012．

先輩のため息を見て、「私のできが悪いから、先輩は私に教えるのが嫌になったんだ」と不安になりますね。「心の読み過ぎ」の色眼鏡を取り外すには、直接確認のほかに、自分の中で言い換えて修正する方法があります。
　「ため息」についてプラス効果を取り入れ、ため息にはストレス発散や疲労回復効果があって、先輩はリラクゼーション法の「腹式呼吸」を自然にやっているだけだと考えてみましょう。「先輩は、私が嫌になったから『ため息』をしたのかどうか確認してみなければわからない」を、「先輩が癖になるくらいだから、先輩のリラクゼーション法だと考えよう」と修正してみましょう。

認知のツボ

ヒント　良くも悪くも物事は考えようです。

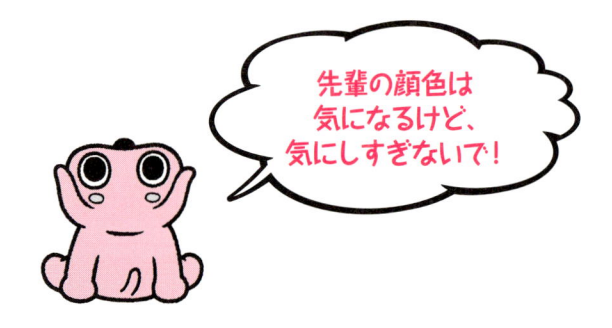

先輩の顔色は気になるけど、気にしすぎないで！

4 看護の手順がわからず困ったときは……

仕事を進めていたあなたは、受け持ち患者さんの褥瘡処置の方法がわからず困ってしまいました。基本的な方法はわかっていても、今日、処置をしなければならない患者さんの処置の方法は把握していませんでした。今まで、処置があるときには先輩が一緒に実施してくれていたので、できていたのですが、今日からは独り立ちです。先輩たちは忙しく自分の受け持ちの患者さんの看護を進めています。

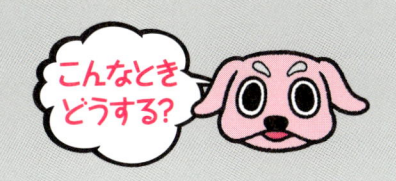

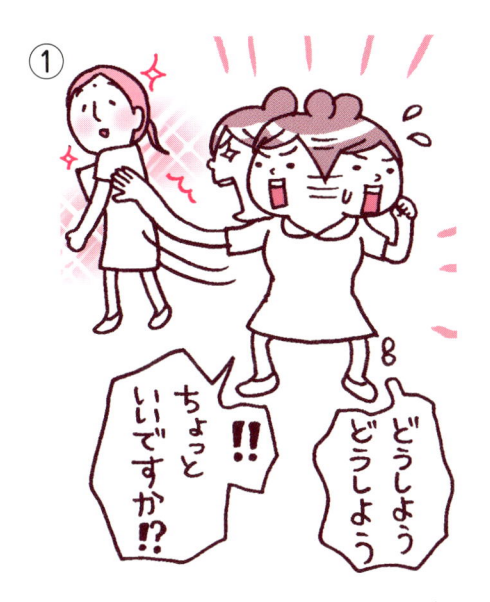

こんなときどうする？

① 話しかけやすそうな先輩を見つけてすぐに聞く

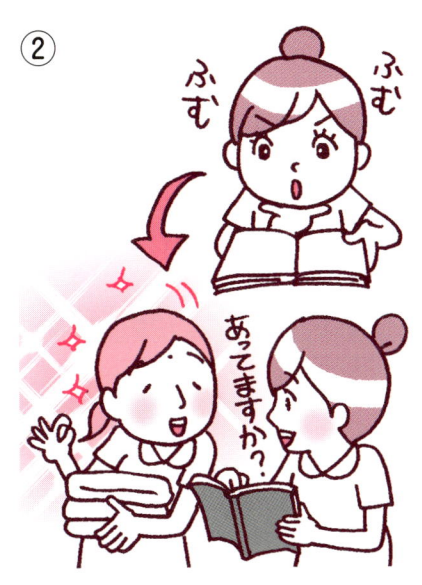

② まずは、処置方法の記載書類やマニュアルを自分で調べてから聞く

①話しかけやすそうな先輩を見つけてすぐに聞く

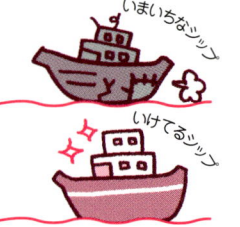

②まずは、処置方法の記載書類やマニュアルを自分で調べてから聞く

　仕事の手順は、看護実践の前提になる仕事を進めるための情報です。看護師は専門職としての基本的な技術と知識は学生時代に学習しています。しかし、臨床で働き始めるときには、その職場のルールや環境に応じて、患者さんの個別性や状態から考える部分と職場のルールとして決められていることについて、専門的知識を組み合わせながら仕事を進めていく必要があります。技術や知識さえ身に付いていれば、どこの職場でもすぐに技術が提供できるわけではなく、その職場で必要な情報収集は、何を手がかりにすれば良いのかを知っておくことでスムーズに仕事を進めることができます。

　看護の現場はマニュアルや手順、ガイドラインなど、医療や看護の質を保証するための書類が整備され、また、個別の処置やケアについては医師の指示や看護計画等によって、より効果的な看護が提供できるように統一されています。その手順が提示されている書類を把握することが、仕事を進める第一歩になります。多くは、オリエンテーションで説明され、さらに、職場では初めて実施する処置やケアについて、先輩がどのように情報収集をして実施しているのかをモデルとして示してくれます。そういった、さまざまな情報を自分自身が積極的に受け取って仕事を進めるための準備ができれば、困ったときの解決方法は自然と身に付くようになります。

　それでは、メンバーシップ、リーダーシップの視点で考えてみましょう。

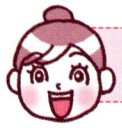

メンバーシップ

1. 先輩からの指導か、書類からの情報収集か、手段を見極める

　看護現場のメンバーシップを発揮するためには、時間管理（p33 事例2参照）をしながら進めていく必要があるので、情報収集に長い時間を使うことはできません。特に悩んで立ち止まる時間が多いほど非効率的な仕事の進め方になり、患者さんに影響することを認識しておく必要があります。リーダーが考えている目標に向かって仕事を進めていくときに十分な段取りができていれば、チームで協力して目標達成ができます。

手順がわからず、困ったときに優しそうな先輩を見つけてすぐに聞いている看護師は、時間管理の視点から、早く仕事を進めなければと思っているのかもしれません。しかし、この方法が通用するのは、配置されたばかりの新人看護師だけです。また、初めて関わる患者さんや初めて実施しなければいけない処置やケアについては、どのように進めたら良いか、先輩からアドバイスや情報提供をしてもらう必要があります。初めて実施することに対して「先輩が忙しそうだから」とか「質問できる雰囲気ではない」といった理由や、わからないことがわからない状態で自己判断し実施していては、患者さんの安全を保つことはできません。先輩への質問や指導を受けた方が良いことと、自分で書類や文献などから情報収集して実施することの区別が判断できるようになると、学ぶ姿勢や学び方を習得していくことができます。

2. チームの時間の有効活用を考えて行動する

　先輩に仕事の進め方や手順を教えてもらうかの判断で、意識する必要のあるのは、自分が経験したことのある業務なのかということです。もちろん、先輩たちは新人看護師を大事に思っていますし、患者さんが困らないようにという理由で、聞かれれば何度でも教えてくれます。しかし、先輩が教えてくれる時間は、その先輩が受け持つ患者さんに看護を提供するための時間ですので、その時間を割いてくれていることを知る必要があります。

　自分で情報収集の方法を覚えようとせずに、いつまでも先輩に聞いて実施しているのは、チームの時間を効果的に活用することのできない「いまいちなシップ」です。先輩に聞いて情報収集をするのか、自分で調べる方法を知っているのか判断して行動すること、また、積極的に情報収集や学習の方法を身に付けてチームの時間を有効活用できるとメンバーシップが発揮できます。

仕事の手順を先輩に聞きながら動いていた「いまいちなシップ」の看護師のその後……

　自分で積極的に情報収集や学習を進めず、同じことを繰り返し先輩に聞いていた看護師は、いつまでも自分から積極的に判断しながら仕事を進めることができませんでした。自己学習をしていないわけではなく、とにかく時間を効率的に使って仕事を進めなければと思っていたのですが、学ぶことの意味を見出せなくなってしまったのでした。

リーダーシップ

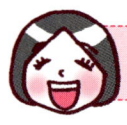

　仕事の手順を身に付けていくためのリーダーシップは、情報収集や手順についての根拠を理解して、自分自身で積極的に判断する力を養っていくことです。手順を理解していくときの手がかりは、職場の書類を活用します。しかし、毎回書類を暗記しているだけの情報収集では、仕事を主体的に進めていくための判断力はつきません。看護手順や指示書、計画書、クリティカルパスや指針など、いつ、何を、どのように実施するかが明確になっている書類から、日々変化する患者さんに看護を実施するときには、本当に今もその方法で良いのかをアセスメントすることが必要です。

　学習不足の状態においては、患者さんの状態の変化に気づくことから始まり、その変化を先輩看護師やリーダーに報告して、同じ手順で実施して良いかを相談する必要があります。そのときに、先輩看護師が指示した方法について、なぜそうしたのか、その判断はどのようにして導き出したのかを聞き、さらに、そのことを学習教材で学びを深めることができれば、自然に判断するための思考過程が身に付いていきます。患者さんの状態変化の気づきを経て、気づいたことをアセスメントし、どのような方法で実施することが患者さんにとって最適なのかを考えることが、看護師としての学びになります。科学的根拠を背景にした判断力を発揮していくことが、患者さんに適切なケアの提供を推進するリーダーシップです。

最初は何でも聞いてみよう、徐々に自分で判断できる範囲を広げよう

- 虫の目　仕事を進めるために必要な、情報収集の方法を身に付ける
- 鳥の目　判断するための力を養うために、先輩の考えを聞く
- さかなの目　患者さんに提供する処置やケアの、手順の根拠を理解して判断力を磨いていく

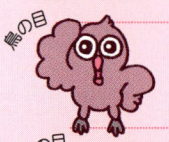

■参考文献
1) ロバート・キーガンほか. 池村千秋訳. なぜ人と組織は変われないのか. 英治出版, 2013.

　この「いまいちなシップ」の看護師は、「困ったこと、わからないことはすぐ先輩に聞く」を信条にもっているのかもしれません。「困ったときは、先輩に聞く」は良いのですが、独り立ちした自分が、調べればわかる処置内容を調べずに聞くのは甘えかもしれません。「自分でできる努力をしても、わからなかったときは先輩に聞く」と一部修正することをお勧めします。
　また、もしも、あなたが先輩の顔色をうかがってしまい、聞くことができない場合は、「人に迷惑をかけてはいけない」ということを信条にもっている可能性があります。相手を思いやるあまりに聞けず、対処が遅れることも考えられます。自分が調べてもわからず困ったときは、「自分も人も助けてもらって良い」を信条に追加してください。

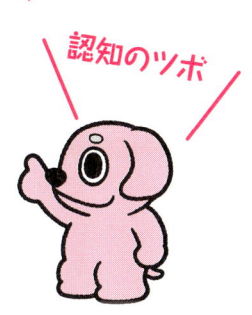

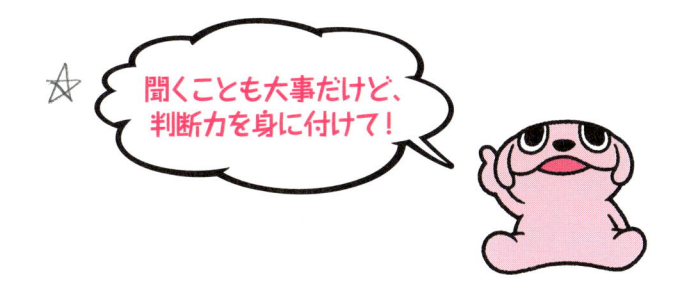

認知のツボ

聞くことも大事だけど、判断力を身に付けて！

5 報告するときに心がけたいこと

あなたは術後の患者さんを受け持っています。朝一番で担当している患者さんの全身清拭をしつつ、離床プログラムを進めるために関わろうとしています。しかし、患者さんから午後から動きたいと訴えられました。プログラムでは午前に立位と足踏み、午後はベッド周囲をつかまり歩行することが計画されています。自分の仕事のスケジュールでは午後からでも時間をずらして立位から歩行まで進める調整ができそうです。あなたはそのことをリーダーに報告したいと考えていますが、医師との情報交換などで忙しそうにしています。

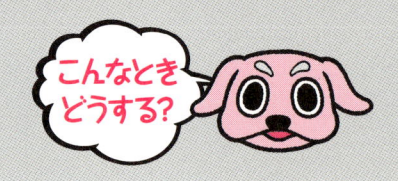

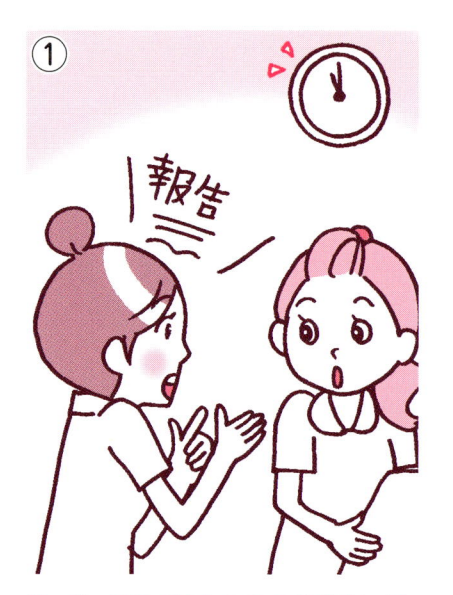

こんなときどうする？

① リーダーが忙しそうなので、昼休憩前にまとめて報告する

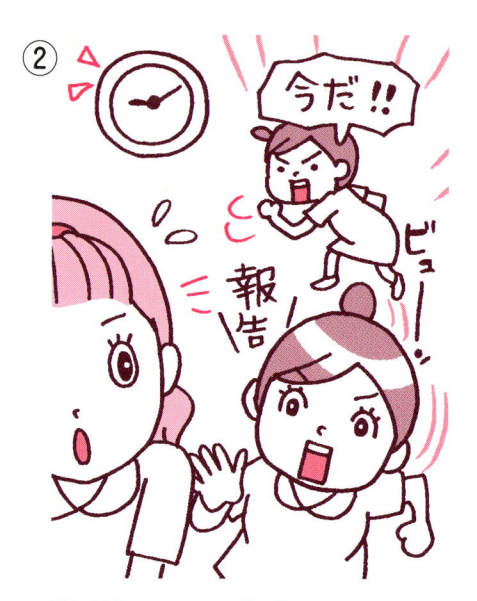

② 忙しそうにしているが、合間を見て早めに報告する

①リーダーが忙しそうなので、昼休憩前にまとめて報告する

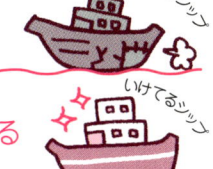

②忙しそうにしているが、合間を見て早めに報告する

　チームで仕事を進める上で、ホウレンソウ（報告・連絡・相談）は重要なコミュニケーションスキルです。互いにどのような動きをしているのかを把握し、協力して問題に取り組む、また、連携するための伝達をするなど、共通する目標に向かって動いていくために活用します。タイミング良く、過不足のない内容で、場所を踏まえてホウレンソウをすると、効果的にチームで仕事を進めることができます。

　看護業務を進めるときの多くは、リーダーに対して報告をします。報告する必要のある内容やタイミングはどのように判断する必要があるのでしょうか。看護のリーダーがメンバーと協力して目指すのは、看護計画の目標です。患者さんは看護師の関わりによって健康の回復、あるいは安楽な療養生活を目指していきます。その目標は個別に違いますが、どのタイミングで何を進めていくのか、何をケアするのかは、リーダーと共有しておく必要があります。

　それでは、メンバーシップ、リーダーシップの視点で考えてみましょう。

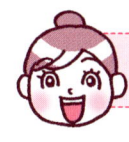

メンバーシップ

1. 過不足なく必要な情報をリーダーと共有する

　リーダーとメンバーが共有する必要のある情報は何でしょうか。リーダーが必要とするのは、リーダーとしての目標推進に向けた看護判断やメンバーの業務調整に必要な情報、チーム医療を推進するための医師と共有する必要のある情報、チームメンバーに教育支援をするための情報など[1]です。

　メンバーは、リーダーが目標に向かっていくための協力をする必要があります。そのため、担当する患者さんの変化やスケジュール通りに進まない状況などをリーダーに報告し、判断材料を提供することで、メンバーの課題に対するアドバイスを可能にする場を提供します。

　報告は通常、指示とセットになっています。指示されたことに対して、その進捗状況を報告するという考え方です。しかし、看護の現場では継続され

る患者さんの治療や療養生活に対して、すでにスケジューリングされている指示が存在しています。そのため、指示されることは、カルテや付随する記録類に示されていることが多く、その指示をリーダーと共有しながら、仕事の進捗状況や変更していく事項を共有する必要があります。

2.「適切な報告をタイムリーに」がメンバーシップの発揮

報告の基本はタイムリーに必要な内容を報告することです。リーダーはその状況を把握しながら、リーダーシップを発揮します。いつ報告する必要があるのかを判断することができない場合は、仕事の進捗状況をこまめに報告しながら、リーダーのアドバイスを受けつつ、進めていく必要があります。

タイムリーに報告をせず、昼休憩前に報告をしようとしている看護師は、報告することの意味を理解していない可能性があります。自分の判断に自信をもてない状況で、患者さんの目標推進を重視せず、看護師側の行動に関心を寄せている「いまいちなシップ」です。患者さんの看護を進めるための、適切な報告をすることで、チームメンバーとしてのメンバーシップが発揮できます。

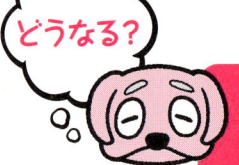

どうなる？

報告がタイムリーにできなかった「いまいちなシップ」の看護師のその後……

昼休憩前、午前中に離床プログラムが進められなかったことを報告した看護師は、リーダーから離床の必要性や報告の重要性について指導されました。また、「一緒に患者さんに関わることもできるのだから、私が忙しそうにしていても、一言声をかけてね。患者さんが早く回復するように一緒に取り組もう！」とリーダーに明るく励まされました。報告することで問題解決が進められることを再認識し、リーダーに報告することが楽しみになったのでした。

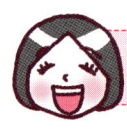

リーダーシップ

メンバーの報告のスキルに必要なリーダーシップは、患者さんの状態を積極的にアセスメントすることです。適切な報告をするときには、その事柄をいつ報告するか判断する必要があります。患者さんの状態をアセスメントできなければ、いつ報告したら良いか判断することもできません。すぐに報告

したほうが良い場合は、患者さんの状態にすぐに対応しなければならないときです。アセスメントが十分にできていない場合は、リーダーが判断するため、また、自分自身がリーダーにアドバイスを受けるための情報提供として、こまめに報告する必要があります。

　メンバーがケアをしている間に、リーダーがもっている患者さんの状況を示す情報が、次々と更新されていきます。それは、医師から提供された情報や患者さんの身体状況を表す検査結果、その他、複数のメンバーの業務の進捗状況などです。プログラムに沿って、午前中に離床状況が進むことが共通認識されている場合、リーダーはそれが実施されていることが前提で判断をします。また、予定通りに進まない患者さんの状況や看護に対して、バリアンスと捉えるのか、看護力の不足であるのかも考える必要があります。さらに、複数のメンバーの業務調整を考えているかもしれません。メンバーの実践力によって、患者さんへの介入が変わる可能性がある場合もあります。メンバーがリーダーに報告する場合、観察したことや実施したことのほか、アセスメントの結果を報告することで、患者さんが目標達成に向かうため、チームで情報を共有して看護方針や介入の方法を考えることもできます。

　患者さんの状況をアセスメントしながら、必要な内容をタイミング良く報告することは、患者さんの目標達成を目指すリーダーシップです。

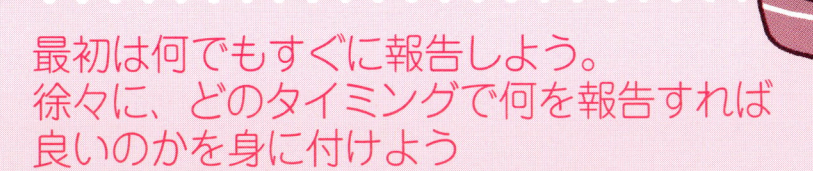

**最初は何でもすぐに報告しよう。
徐々に、どのタイミングで何を報告すれば良いのかを身に付けよう**

- 虫の目：報告は、患者さんの目標推進のためのメンバーシップと認識する
- 鳥の目：積極的に患者さんのアセスメントの結果をリーダーに報告する
- さかなの目：チームメンバーの報告によって、チームで情報を共有し、患者さんの目標推進を目指す

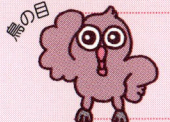

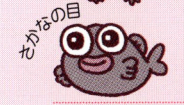

■参考文献
1) 濱田安岐子. 実践！看護現場のリーダーシップ　看護の現場でリーダーシップを発揮する看護師を育成すること. 小児看護. 38（3）2015, 373-377.

　「いまいちなシップ」の看護師でも、患者さんの訴えを優先し、計画変更しようと考えられたあなたは、患者さんを大切にできる看護師ですね。そして、メンバーとして患者さんの状態と計画変更を、リーダーに報告する必要があることもわかっていました。

　では、どうして昼休憩前に報告することになったのでしょうか。報告できない新人の「自動思考」を考えてみましょう。忙しく働く先輩の様子を見て、「どうしよう……、忙しいのに声をかけたら悪いな……」とつぶやき、「心の読み過ぎ」の色眼鏡をかけ「どうしよう……、どうしよう……」と不安を抱え、時間だけが過ぎたのだろうと考えられます。

　解決方法は、状況が落ち着いているときに「先輩が忙しくしているときに、報告のタイミングがわからず困っている」と相談し、方法を聞いておきましょう。先輩も助かるはずですよ。

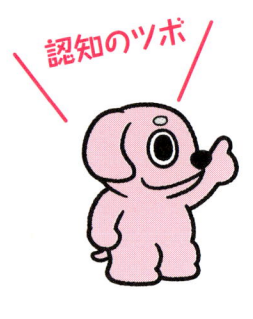

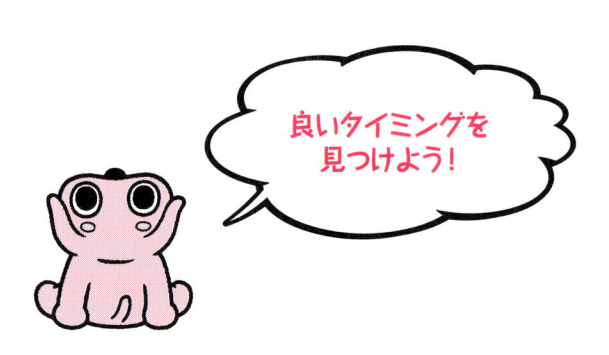

認知のツボ

良いタイミングを見つけよう！

6 相談は誰にどのようにする？

あなたは、患者さんとの関係で悩んでいます。担当すると、「また、あん␓␓たか……新人に担当されるのは嫌なんだけどな……」と言われてしまいました。学生時代にも患者さんに拒否された経験があり、教員や指導者に支えられながら受け持ち、最後には信頼関係を築くことができました。その経験から、患者さんが拒否する背景を考えながら、根気よく関わることを学びました。しかし、毎回、こんな言葉を言われ続けると、モチベーションも低下するし、出勤することも不安になってきてしまいます。

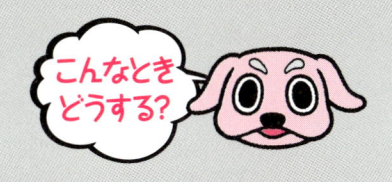

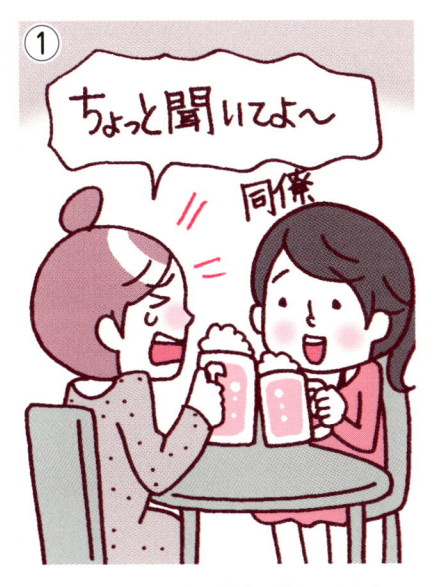

こんなときどうする？

① 話しやすいので同僚に愚痴を聞いてもらう

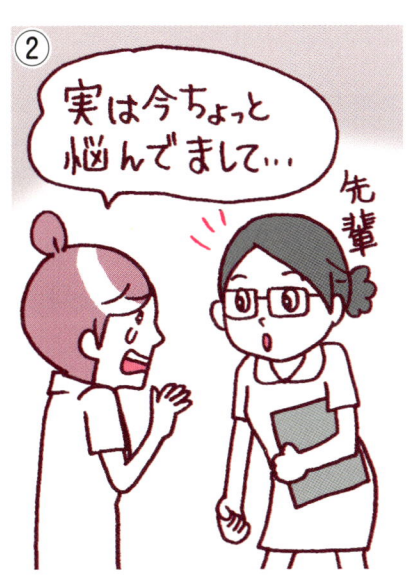

② プリセプターや先輩看護師に相談をする

①話しやすいので同僚に愚痴を聞いてもらう

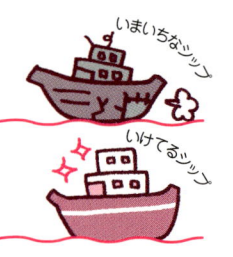

②プリセプターや先輩看護師に相談をする

　事例5（p48）でも触れた、仕事のスキルとして必要なホウレンソウの一部でもある相談について、2つのシップを考えていきます。相談をするスキルの活用は、仕事を進める上でどのような意味があるのでしょうか。

　チームは複数の人が集まり、その一人ひとりは異なる経験をもっています。多様な情報や知識、経験を共有することで、チームが目標を達成するために活用できる、ものの見方を広げることができるというメリットがあります。そのことは問題解決に対し、プラスに働くといわれています[1]。このチームのメリットを考えると、メンバーが困難に感じることに出合ったとき、その事柄をチームで共有しないのは問題解決の機会を逃すことになり、患者さんが潜在的に抱えている問題を放置することにつながる可能性もあります。

　自分自身が困っていること、悩んでいること、特に、患者さんとの関係においてそういう状況が起こっていることは、チームにとって解決が必要な課題です。自分自身を楽にするためだけでなく、患者さんの問題を解決するという視点で、相談することが必要です。

　それでは、メンバーシップ、リーダーシップの視点で考えてみましょう。

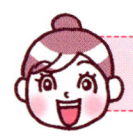

メンバーシップ

　相談することはメンバーシップを発揮するために必要です。それは、前述したように、看護師が困っていることは患者さんの問題につながっている場合が多いからです。また、患者さんとの関係だけでなく、チーム内の問題や看護師個人が抱える悩みも同様です。チームは目的に向かって協力していくために存在し、チームメンバーの一人ひとりに役割と存在意義があります。問題や悩みを抱え続けることばかりに関心が注がれるようになり、本来、チームが進む方向性を見失うことにもなります。メンバーシップを発揮するためには、早めに状況を報告して、相談をする必要があります。

　こういったことを踏まえると、自分自身のストレスを軽減するためだけに

誰かに話すということは、チームの問題解決につながっていないことに気が付くと思います。同僚に愚痴を言っていた看護師は、自分のつらい気持ちを少しでも軽減したいという気持ちと、そうすることで、何とか継続して仕事をしたいという気持ちの表れであったのかもしれません。また、自分が患者さんの訴えを受け止めることのできない看護師だと、周囲のスタッフに思われたくない気持ちがある可能性もあります。しかし、愚痴を言っているだけでは状況が何も変わらず、その患者さんが退院しても、また、同じ特性をもつ患者さんとの関わりで同じことを繰り返すことになります。さらに、悩みを抱えたまま勤務していても良い看護はできません。同僚に愚痴を言い続けることは、効果的な看護ができず解決に向かうことのできない「いまいちなシップ」です。

こういう場合こそ、多くの看護経験や情報、知識をもつ先輩看護師に相談し、解決につなげていきましょう。効果的な看護をするために、勇気を出して先輩看護師に相談することがメンバーシップを発揮することなのです。

先輩に相談せず、同僚に愚痴を言い続けた「いまいちなシップ」の看護師のその後……

同僚は愚痴を聞くことで自分も不快な気持ちになって、モチベーションが下がり始めたことに気づきました。そのため、愚痴ばかりを言う看護師と距離を置くことに……。愚痴を言っていた看護師は、相手がどのような気持ちになっているか気づきませんでした。愚痴を言える相手がいなくなり、困った看護師は思い切って先輩に相談してみました。

すると、先輩から「患者さんからそういう状況になっていることを聞いていたよ。でもがんばって関わっているんだなって思っていたの。悩んでいたんだね。気づかなくてごめんね。でも、相談してくれて本当に良かったよ。どうしたら良いか、一緒に考えよう」と言ってもらえました。もっと早く相談していれば良かったと、相談することの大切さに気づいたのでした。

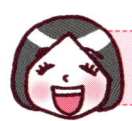

リーダーシップ

相談するときのリーダーシップは、より効果的な相談をするスキルを活用することです。何を相談したいのかが自分の中で整理できていないと、ただ

の愚痴になってしまい、話を聞いた先輩も「愚痴を言いたかっただけなのかな？」とそのまま聞くだけで終わってしまいます。また、相談をするとき、単純に困っていることを話すだけでは、「誰かどうにかしてください」というメッセージを伝えることになります。効果的な看護をするためのメンバーシップを発揮するために、相談のスキルを活用することがリーダーシップを発揮することになります。

　まずは、困っている内容を整理してみましょう。①自分が困っている状況を引き起こしている事実は何か、②自分がどのようにチームの目的を認識して、どのようにメンバーシップを発揮したいと思っているのか、③そのためにどのような努力をしたのか、④これからどうしていこうと思っているのか、⑤困った状況が続くことでどのような影響があるのか、⑥何をアドバイスしてほしいのかなどについて、自分の考えをきちんと整理することにより、困っている状況を解決したいという前向きな気持ちを相手に伝えることができます。このような前向きに問題を解決しようとする姿勢と行動がリーダーシップなのです。

　チームのリーダーはチームの目的を果たすために、メンバーに良い仕事をしてほしいと思っています。メンバーの困っていることに対して解決に向けて考えることはリーダーシップの発揮でもあり、リーダーはその役割を担っています。メンバー自身が困っていることや課題を解決していくために、早めに相談しながら効果的な看護を実践していくことは、患者さんの目標達成につながるチームメンバーが発揮するリーダーシップです。

仕事の相談はプリセプターや先輩など、経験のある人にしよう

- **虫の目**　困っていることを解決するための相談相手を見極める
- **鳥の目**　問題解決に向けて考えを整理して相談相手に伝えてアドバイスをもらう
- **さかなの目**　効果的な看護に向かうよう、メンバーの困っていることもチームで解決する

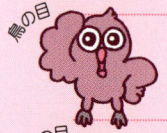

■参考文献
1) マイケル・A・ウェスト著. 下山晴彦監修. 高橋美保訳. チームワークの心理学. 東京大学出版会, 2014, 76-78.

　新人にとって、先輩の人となりがわからない段階で相談するのは勇気がいることです。相談できない新人の「自動思考」を考えてみましょう。先輩に相談して、「患者さんに拒否される『あなたが悪い！』と言われたらどうしよう」と考え、「心の読み過ぎ」の色眼鏡をかけ不安になります。「先輩みんなに否定されたらどうしよう」と考えると、「拡大解釈」の色眼鏡がかかり不安はさらに大きくなります。そして、「患者さんに拒否される人は看護師失格だ！」と考えると、「レッテル貼り」の色眼鏡をかけ、自分を否定し自信喪失していきます。

　解決方法は、「相手の真意は本人に確認してみなければわからない！」と言い換えて、「これも仕事！」と考え、先輩に相談して助けてもらいましょう。

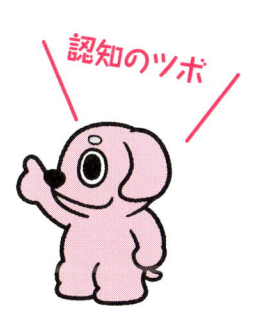

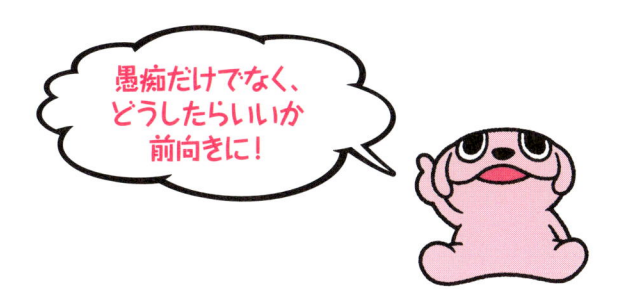

認知のツボ

愚痴だけでなく、どうしたらいいか前向きに！

7 同僚が失敗して落ち込んでいるときにどう対応する？

本日、一緒に日勤をしていた同期の看護師に、薬物管理に関するインシデントがありました。レポートを書いて振り返りをしたものの、自分の行動を後悔しながらとても落ち込んでいます。あなたはその同僚とは看護学生時代の同級生で、一緒に日勤をしたときにはいつも一緒に帰っています。でも、今日は更衣室でも同僚は一言も話をせず、とても重たい雰囲気です。あなたは何とか元気になってほしいという気持ちと、その重たい雰囲気から逃げ出したい気持ちで複雑な心境です。

こんなとき、同僚との関わりについてあなたならどうする？

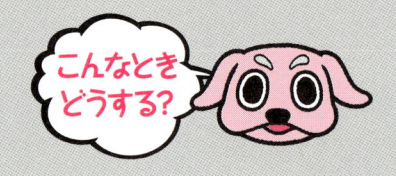

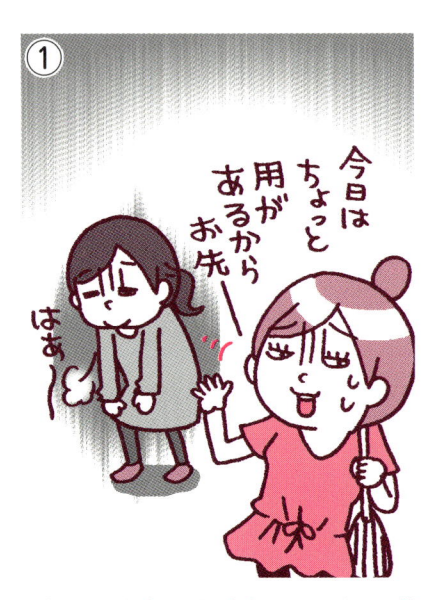

こんなときどうする？

① 一緒にいると自分も気が滅入るので少し距離を置く

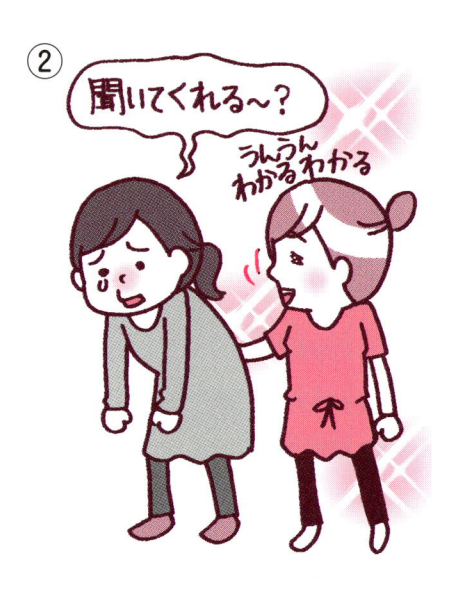

② 共感的態度でそばにいて、同僚が話したいタイミングで話を聴く

①一緒にいると自分も気が滅入るので少し距離を置く

②共感的態度でそばにいて、同僚が話したいタイミングで話を聴く

　チームのメンバーは大事な仲間です。看護をする目的に協力して進むためにも、互いにモチベーションを保つための相互支援をすることも必要です。

　最近の職場環境は、医療現場に限らず「職場の個室化」[1]が進んでいるといわれています。それは、一人ひとりが自分の領域をもっていて、「気を遣う」という言葉で、互いにその領域に入り込まないようにして、関わることに躊躇している状態です。表面的には静かで何事もないように思える状況であっても、一人ひとりの内面ではさまざまな感情が渦巻いており、ある日突然、爆発する、あるいは立ち去るという状況が起こります。

　チームは協力し合いながら目的のために活動する集団ですから、一人ひとりの状況がその成果に大きく影響します。職務の遂行と自分の感情を切り離しているようでも、実際にはパフォーマンスが落ちているということに他者からの評価で気づいたりします。チームの成果を上げるためには、チーム内の人間関係を含めて、互いのモチベーションを維持するための支援を考える必要があります。

　それでは、メンバーシップ、リーダーシップの視点で考えてみましょう。

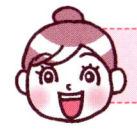

メンバーシップ

　同じチームのメンバーが体験していることについて、メンバー同士が学び合う関係性ができると、互いの学びを共有して支え合うことができます。失敗は学ぶことのできるチャンスです。しかし、チームのメンバーが失敗したときに起こりがちなことは、目標達成を阻害した行動として捉え、個人の責任を追及する雰囲気です。あるいは、自分には関係がないと関心を示さない場合もあります。

　最近では、リスクマネジメントの観点から、インシデント・アクシデントレポートの目的は、データ化して対策を立てるための方策を検討するためという認識が広がっています。しかし、その当事者の心理的ストレスは大きいもの。その考え方を頭ではわかってはいても、自分自身が失敗をしたことに

変わりはなく、そのことの罪悪感や、時には看護師としての適性まで考えてしまいます。

　チームのメンバーがそういった状況で落ち込んでいたとき、あなた自身も関わることに躊躇するかもしれません。相手の落ち込んだ気持ちに対して、自分に何ができるのだろうと迷い、関わりを避けてしまう可能性もあります。しかし、チームで失敗から学び合うということは、相手の体験を知り、自分にも起こり得ることと認識して学ぶ姿勢であり、相手の心に対する支援とは区別して考える必要があります。

　関わることへの負担を考えて距離を置き、学ぶチャンスを放棄することは、「いまいちなシップ」です。もちろん、落ち込んでいる人と関わることはエネルギーを要しますので、自分自身の心の状態や体調を考える必要があります。けれども、初めからそれを放棄せず学びの相互支援をすることで、さらに充実した看護を目指すメンバーシップが発揮できます。

どうなる？

一緒にいると自分も気が滅入るので、少し距離を置いた「いまいちなシップ」の看護師のその後……

　落ち込んでいた看護師から距離を置くために、用事があるからと別々に帰ることにしました。しかし、別々に帰ったものの、学生時代からの友人でもある同僚が気になり、夜になってから連絡をしました。心配していることを伝え、また一緒にがんばろうと2人で確認し合いました。改めて、一緒に働く仲間を大事にしていきたいと思ったのでした。

リーダーシップ

1. 相手の様子を見て臨機応変に対応する

　同じチームのメンバーのモチベーションを維持する支援として、できることは何でしょうか。職場におけるチームメンバーの関係は、目的に向かって進むことです。チームのメンバーが、自律して目標達成に向かうことを前提に、個別に、あるいは、チームで体験するさまざまな困難に対して支え合いながら、患者さんに対して効果的な看護を提供していくための行動がリーダーシップです。では困難な状況に出合ったとき、メンバー同士が支え合う

ためのリーダーシップは、どのように発揮すれば良いのでしょうか。

　事例のように失敗に対して落ち込んでいるメンバーがいた場合、リーダーシップを発揮するということは、そのメンバーに対して関わろうとする姿勢です。関わるといっても、落ち込んでいるメンバーが話したくない、あるいは、そっとしておいてほしいときに、根掘り葉掘りと聞くことは、その看護師にとって大変苦痛に感じるのは言うまでもありません。しかし、話を聞いてほしいと思っている状況なのに、一緒にいると自分自身も気が滅入るからといって距離を置くことは、その看護師が孤独感を感じたり、自分自身を追いつめていく可能性があります。一緒に目標達成していくチームとしてメンバーを支えていくために、まずは、どういう気持ちでいるのか、話を聞いてほしいのか、そっとしておいて立ち直るのを待っていてほしいのか、それを知る必要があります。

2. 共感的態度をもち、失敗から共に学ぶ姿勢で

　これまで一緒に帰っていたのであれば、さりげなく歩み寄り、もしも独りでいたいと思っているようであれば、理由を作って独りで帰る選択をします。また、そばにいて相手が話したいと思うまで、黙って場を共有することも必要です。そして、どのような状況であったのか、どんな気持ちでいるのかを話し始めたときには、アドバイスなどは必要ありません。つらかった気持ちに共感的態度で対応しながら、自分自身も学ぶ気持ちで聞き、話してくれたことに対して感謝の気持ちを伝えられると、話をしたことに罪悪感も少なく、失敗から一緒に学んでくれる仲間がいることに勇気づけられます。そうすることで、落ち込んでいた気持ちが和らいで、また、目標に向かって一緒に看護をすることができるようになります。

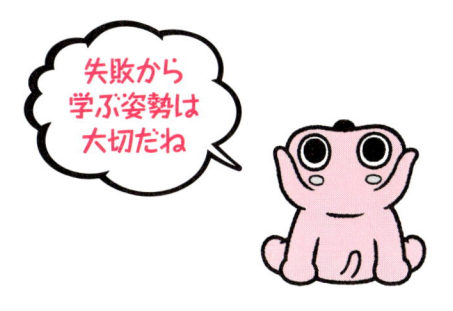

> 失敗から学ぶ姿勢は大切だね

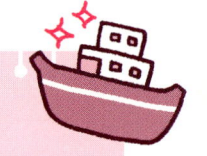

チームの失敗は自分の学びに転換し、目標に向かって前進しよう

虫の目　メンバーの失敗をチームの学ぶ機会と捉えて話を聞く

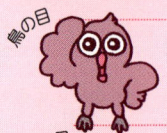

鳥の目　チームの目的を意識して、メンバーを一緒に働く仲間として支える

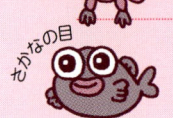

さかなの目　学び合うことで、同じ目標に向かうためのチーム作りをする

■参考文献
1) 星野欣生. 人間関係作りトレーニング. 金子書房, 2003, 1.

認知のツボ

　失敗して落ち込んでいるときに、誰かにそばにいてほしい人と、独りにしてほしい人とさまざまです。答えは本人しかもっていないので、率直に「どうしてほしいか」を聞けると良いですが、それにはスキルが必要になります。

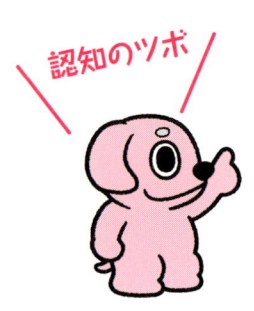

　同期としてできることは、「そばにいるだけで役に立たないけど、帰りはどうしたい？」、「もしも、独りで帰りたいと思ったら、遠慮なく言ってくれていいよ」、「気を遣わなくていいからね。話したくなかったら何も話さなくてもいいよ」といった声かけをしてあげてください。そして、一緒に帰ると返事をもらったものの何も話さない場合は、呼吸の速度、歩調、姿勢などのペースを合わせて一緒に過ごしてください。ペース合わせは信頼関係の形成に役に立つ方法です。

8 先輩から誤解されてしまった！どうすれば？

あなたはとても緊張しやすく、先輩から質問をされると頭の中が真っ白になってしまい、わかっていることでも答えられなくなってしまいます。しかし、緊張していても表情には表れず、これまでも友人との関係作りで誤解が生じて苦労したことが何度もありました。今日は初めて指導を受けた先輩から質問を受け、学習していたことだったのに緊張して答えられず、勉強していないと誤解をされてしまいました。

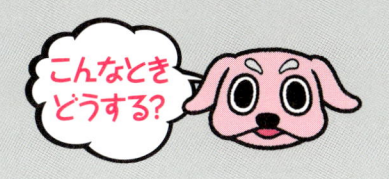

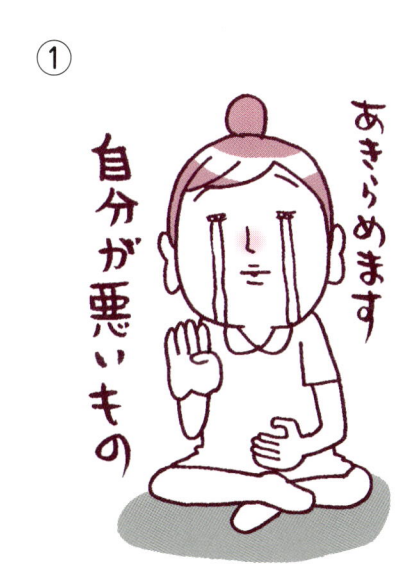

こんなときどうする？

①
あきらめます
自分が悪いもの

緊張を克服できない自分が悪いので、仕方ないと諦める

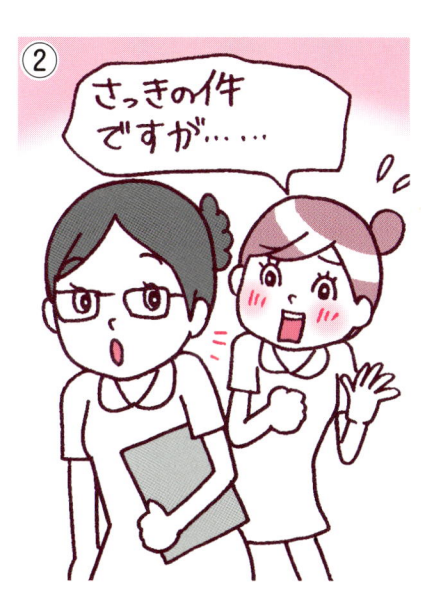

②
さっきの件ですが……

その場では答えられなくても、落ち着いて考えてからもう一度先輩に報告しに行く

①緊張を克服できない自分が悪いので、仕方ないと諦める

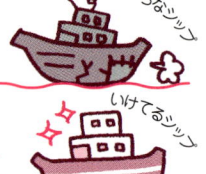

②その場では答えられなくても、落ち着いて考えてからもう一度先輩に報告しに行く

　職場におけるコミュニケーションでは、さまざまな場面でズレが生じます。コミュニケーションにおいて言葉の内容で伝わるのは7％（メラビアンの法則［p20］）で、93％は表情や口調などの視覚と聴覚の印象から人物の認識をするといわれています。言葉で伝えている内容と、視覚や聴覚の印象が一致していないと相手に伝わることは印象だけ、あるいは、何を言いたいのかわからなくなります。

　自分自身が、他者からどのように見えているのかということは、実は看護をする場合にも重要な要素です。患者さんとの信頼関係を築こうとしていても、その印象で患者さんが看護師を信頼できるかどうかも決まってしまいます。自分のことをわかってもらおうとするには、近年の短い治療期間の在院日数では難しく、効果的な看護はできません。患者さんや看護師同士、あるいは他職種との関係においても効果的なコミュニケーションをするためには、自分自身の特性や印象を自覚する必要があります。

　それでは、メンバーシップ、リーダーシップの視点で考えてみましょう。

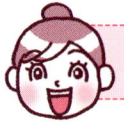

メンバーシップ

　自分自身が相手からどのような印象で認識されているのか、あるいは、自分のコミュニケーションにおける特徴を自覚することで、認識のズレを回避するための方法を考えることができます。人間関係の問題は認識のズレによって生じることが多くあります。コミュニケーションによる認識のズレを感じたときが、自分に対する他者からの印象を知るチャンスです。ズレが生じたことを相手の受け取り方の問題と考えずに、自分の何がそのように受け止めさせたのかを振り返ってみましょう。さらに相手と向き合って話し合いができれば、自分の相手に与える印象を知ることができます。気づいたときが考えるチャンスです。コミュニケーションの結果、相手の印象から実際には言葉で表現されていないことが、あたかも、そう表現したかのように理解され、思い込まれ、そしてそれが真実になっていきます。相手の印象を考え

るたびに、認識が強化されていった結果です。

　メンバーシップの視点で考えると、コミュニケーションによって正確な情報を伝えるためのスキルは、言葉だけでなく表情や口調などの非言語的コミュニケーションを一致させる必要があります。事例のように、緊張によって自分の言いたいことも言えずに、勉強していないと先輩に誤解されてしまった看護師は、何も答えられなかっただけでなく、緊張している様子から勉強をしていないと解釈されています。自分が緊張しやすく、頭が真っ白になってその場では答えられなくても、一旦、冷静になってから先輩からの質問を整理し、もう一度、先輩に自分の考えを述べた上で、改めて、緊張によって答えられなかった事実を伝えることはできます。

　先輩が質問をするときというのは、成長を促すために知識を確認した後、その先の応用の仕方や考え方などを教えてくれる場合が多いものです。緊張してしまうことに注目して落ち込んでいるだけの行動は、学びを深めることのできない「いまいちなシップ」です。緊張しやすいことを自覚して質問に注目し、それを学習につなげ看護師として成長していくことでメンバーシップを発揮できます。

緊張を克服できないことを、仕方ないと諦めた「いまいちなシップ」の看護師のその後……

　先輩から質問された意味もわからず、落ち込んだ日々を過ごしていたところ、後日、その先輩からまた質問される場面がありました。同じように緊張して答えることができませんでしたが、先輩から「プリセプターからあなたが緊張しやすくて、勉強しているのに答えられないと聞いたよ。でも、いつまでも足踏みしていては成長できないでしょう。あなた自身がそれを乗り越えようとしなければ何も変わらないよ。緊張することが悪いわけではないのだから、どのように補うかを考えてみたら？」と言われました。

　誤解されてしまっていたわけでなく、自分を理解して励ましてくれたことがうれしく、緊張による学習や看護への影響を乗り越えるための第一歩を踏み出そうと決意したのでした。

リーダーシップ

　チームで働くすべてのメンバーが、完璧にコミュニケーションができるわけではありません。人それぞれの特性を受け入れ、認識のズレを修正しながら仕事を進めていく必要があります。

　特にコミュニケーションに表れる特性は、チームにおける情報認識や目標を共有する上で影響しやすいものです。いつも不機嫌な表情の人、明るい表情の人、真剣な場面でにやけてしまう人、言葉が少ない人、言葉が多いが要領よく伝えられない人、的確に言葉を選んでも無表情で冷たい印象の人など、人にはそれぞれコミュニケーションに表れる特性があります。自分自身がどのように他者から認識されているのかを知ることで、コミュニケーションの傾向を知って、認識のズレを修正するための方法を考えることができます。また、相手の反応は自分の表現の結果と考えれば、どのように修正すれば良いのかと考えることもできます。

　緊張して思考停止してしまうのも、恐怖感や不安感などの感情が思考に影響しているかもしれません。感情をマネジメントすることは、簡単ではありません。しかし、自分が修正する必要がある、修正することによって自分自身が楽になると認識できれば、自分に向き合いながら取り組むことができます[1]。チームに必要なコミュニケーションスキルを身に付けるために自分と向き合うことは、効果的な情報や目標の共有、協力し合う関係を保つためにチームメンバーが発揮するリーダーシップです。

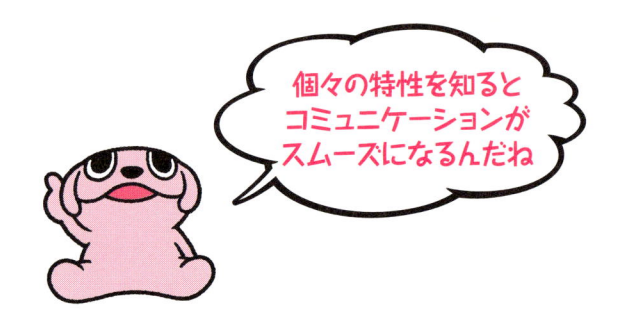

個々の特性を知るとコミュニケーションがスムーズになるんだね

自分自身とチームメンバーの特性を理解して力を発揮しよう

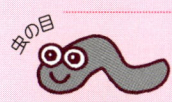

虫の目 自分の特性ではなく与えられた課題に注目する

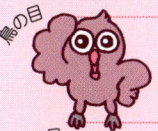

鳥の目 自分の特性を自覚してコミュニケーションの課題に向き合う

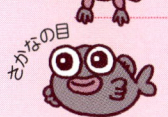

さかなの目 目的に向かうために効果的なコミュニケーションがとれる、チームメンバーの関係作りをする

■参考文献
1) 宗像恒次. どうして行動を変えられないのか 感情と行動の大法則. 日総研出版, 2008, 7-15.

　緊張する人は、自分でもどうすることもできなくて苦しんでいます。質問されると緊張してしまう自分は、どんな信念をもっているのか自問してみてください。例として「質問にはうまく答えるべきである」という信念をもっていると、質問された場面で「うまく答えるべき」という「べき思考」の色眼鏡がかかります。これまでに質問をされた場面で、頭の中が真っ白になる体験を重ねると、答えることが怖くなりさらに緊張が増します。

　「先読みの誤り」と「心のフィルター」「過度の一般化」の色眼鏡をかけて、「どうせ、また頭が真っ白になってうまく答えられないに決まっている」と先々のことを否定的に憶測し、不安が増強します。色眼鏡を外すために「どうせ、また……」と過去の体験を未来に持ち越し、先読みするのはやめましょう。先輩に誤解されないためには、事前に緊張しやすく即答できないこと、「後になってからでも回答させてください」と先に自己開示して、相手と自分への負担を軽くすることを提案します。

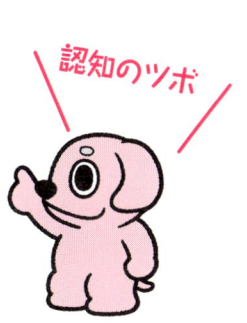

認知のツボ

9 患者さんとの日常のコミュニケーション

学生の頃、患者さんとのコミュニケーションの重要性を学んだあなたは、十分な時間を確保して患者さんとゆっくり話をしたいと思いながらも、「本当の現場はこういうものなのかもしれない……」と感じています。

ある日、前日に病名を告知された悪性疾患の患者さんを担当しました。本日から本格的な治療が始まります。あなたは患者さんがどのような気持ちでいるのだろうかと気になりながらも、業務に追われてなかなか患者さんのところに行けません。

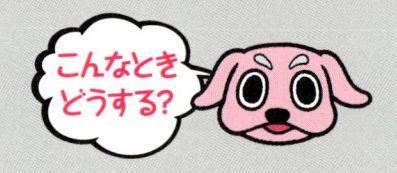

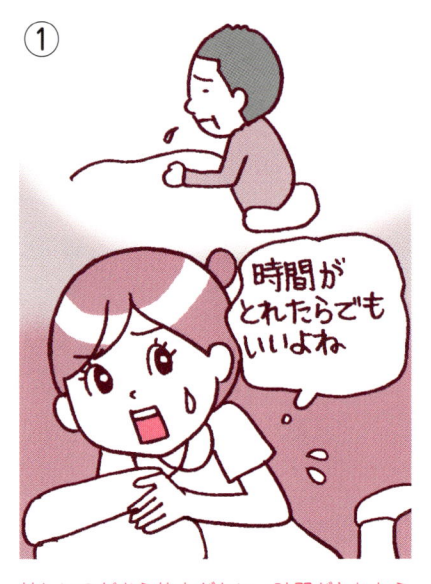

こんなときどうする？

① 忙しいのだから仕方がない、時間がとれたら話を聞いてみようと考える

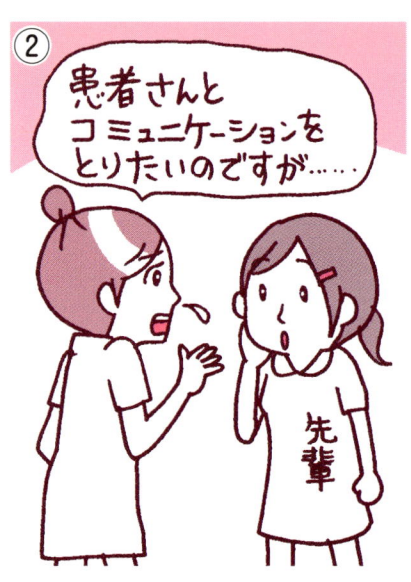

② 忙しくてどうしたら良いかわからないが、とりあえず先輩に相談して、アドバイスをもらう

①忙しいのだから仕方がない、時間がとれたら
　話を聞いてみようと考える

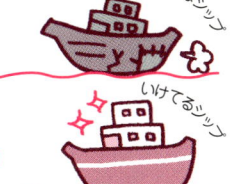

②忙しくてどうしたら良いかわからないが、
　とりあえず先輩に相談して、アドバイスをもらう

　患者さんとのコミュニケーションの目的は、情報収集のほか、心理的ケア、看護のインフォームド・コンセント、信頼関係を確立するための手段など、場面によってさまざまです。仕事を進める上では、治療を目的として入院している患者さんの病状把握のための情報収集として、症状を聞く場面が多いように思います。1日の仕事を終えて、担当した患者さんと交わした会話を思い返してみると、「痛みはいかがですか？　10段階で評価するといくつくらいですか？」「2くらいですから痛み止めは必要ないです」といった調子で、症状を確認するだけで終了している場合もあるのではないでしょうか。

　看護師は通常、担当した看護師がその日に実施するケアを決めるのではなく、計画された看護や治療のための補助を遂行していきます。観察やケア、そして指導も計画されており、その他に医師の診療上必要な補助業務が指示され、実施しなければならない業務が山のようにある中で、ケアとしてのコミュニケーションを実施していく必要があります。

　それでは、メンバーシップ、リーダーシップの視点で考えてみましょう。

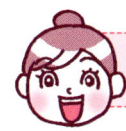

メンバーシップ

　メンバーシップとして、患者さんと効果的なコミュニケーションをとることは、チームの目的に向かうことです。しかし、日常業務に追われている状況で、患者さんとのコミュニケーションの時間を捻出するのは難しいものです。看護という視点で考えたときのコミュニケーションは、日々、変化する患者さんの状況や、気持ちを背景としたニーズを把握することから始まります。

　E. ウィーデンバック（E. Wiedenbach）[1]の「臨床看護の本質」では、患者さんの体験を理解し、援助へのニーズを明らかにすることから看護実践が始まると考えられています。計画された看護や治療計画は、患者さんのニーズによって導かれていることが前提です。治療や看護は、日々、患者さんにどのような体験をもたらしているのか、また、病気や入院生活をしていることが患者さんにとってどのような意味があるのか、そういったことを理

解したときに、初めて患者さんに必要な看護が見えてきます。患者さんが体験する非日常が、日々変化しているという認識で関わらなければその必要性は認識されません。

患者さんは、忙しい看護師の姿を見ていると、自分から話し始めることは少ないように思います。ですから看護師が意図的に時間を作り、話を聴こうとしなければ、患者さんはあっという間に退院してしまいます。日常の業務に追われて、患者さんとのコミュニケーションがおろそかになることは、看護の目的である看護実践の本質をつかむことのできない「いまいちなシップ」です。

自分で時間を捻出するために、まずは、タイムマネジメントを身に付けること（p33 事例2参照）、先輩看護師に患者さんの話を聴く必要があることを報告し対応を考えるなど、患者さんの体験していることに注目することがメンバーシップを発揮することです。

患者さんと積極的に関わろうとしなかった「いまいちなシップ」の看護師のその後……

患者さんの話を聴きたいと思いながらも、業務を優先して患者さんと関わることから逃げてしまい、家に帰ってからとても後悔しました。しかし、夜勤で出勤した先輩看護師には、そのことを正直に伝えることができていました。翌日、出勤すると先輩看護師から「夜勤で落ち着いてから患者さんと話したよ。そしたらやっぱり、話したいことがいっぱいあったみたいだった。まあ、一緒に夜勤をしていたメンバーが助けてくれたから時間を作れたよ。でも、そういう患者さんの気持ちを考えることができたのだから、次はあなた自身が患者さんと関わることができるようになると良いよね」と言ってもらえました。

「そうか、まずは、患者さんの気持ちを考えることから始まるのだな」と少し誇らしい気持ちになり、次はステップアップして患者さんと関わりたいと思うことができました。

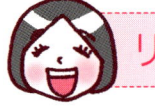

リーダーシップ

患者さんとのコミュニケーションにおいて、チームメンバーとしてのリーダーシップを発揮することは、患者さんが治療を進める上で、何を表現する

必要があるのかを理解してもらうことから始まります。患者さんと看護師がコミュニケーションをとる目的は、退院に向かうために目標を達成することです。効果的な治療やケアを実施するためには、患者さんが自分からどうしてほしいと思っているのか、自分で自分の治療やケアに対して主導権をもつための支援が必要です。

　医療現場では、インフォームド・コンセントが定着してきたとはいえ、まだまだ、「先生にお任せします」といったお任せ医療の文化があります。看護師に対しても同様に「わざわざ言わなくても、察してほしい」と思っていることが多いように思います。そのため、看護師がそのことに気づかないと、「優しくない」「わかってくれない」という言葉で表現される場合があります。

　しかし、今後、超高齢社会で治療やケアを受ける患者さんが増加、その上で病院での医療を平等に提供していくために、多くは在宅での療養生活を送る方向になり、さらに在院日数は短くなっていきます。そういう背景の中で、急性期では高度で複雑な治療をするための医療処置が増え、長い時間をコミュニケーションに充てることはできなくなっていきます。このようなことを踏まえ、患者さん自身が必要とするケア、希望する治療を伝えることのできる関係性の構築が必要となってきます。逆に、患者さんの要求が強くなることを恐れるあまり、日常的に患者さんと関わる看護師は患者さんが主導権をもつことで振り回されることを心配します。しかし、そういうときこそ発揮するのがリーダーシップです。

　患者さんの要求すべてを受け入れるのではなく、互いのルールを確認し合いながら、看護ケアの限界や患者さんの要求の意味を考えて対応していくことで、専門職としての能力を活かしたリーダーシップが発揮できます。

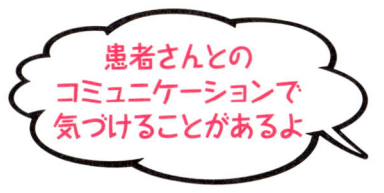

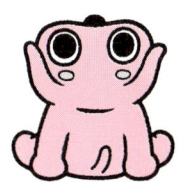

> 患者さんとのコミュニケーションで気づけることがあるよ

効果的なコミュニケーションで患者さんのニーズをキャッチしよう

虫の目　患者さんとのコミュニケーションの目的を意識する

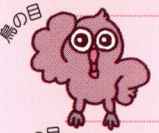

鳥の目　患者さんのニーズを引き出すようにコミュニケーションをとる

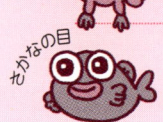

さかなの目　患者さん主導の目標達成を目指すことのできる日常ケアを実現する

■参考文献
1) アーネスティン・ウィーデンバック著．外口玉子ほか訳．実践を構成している要素 臨床看護の本質—患者援助の技術．現代社, 1995, 48-53.

　患者さんは、看護師なら誰にでも胸の内を語るわけではありません。信頼できる看護師か、気持ちをわかってくれる看護師かどうか、日常の何気ない看護師の言動をよく観察しています。まずはじめに、日頃の接遇（相手を思いやる言動）を大切に、信頼関係の形成から始めましょう。新人にもできる大切な接遇として「笑顔であいさつをする」ことです。相手に笑顔を見せることは「私はあなたの存在を肯定し承認しています」ということを伝えます。自分の存在肯定と承認欲求をしてもらえた患者さんは安心を得ることができます。その安心をくれた看護師には、自然と信じて頼ることができます。

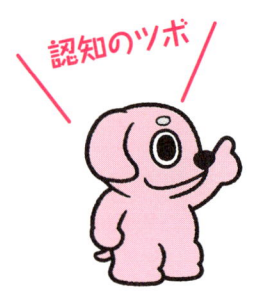

　笑顔は大事だとわかっていても、緊張して笑顔が作れない人は、鏡を使い「口角を上げ」て笑顔の練習をしましょう（筋肉に笑顔の作り方を覚えさせます）。次に、目が笑っていないと笑顔効果も半減します。相手を思いやる気持ちを込めて、笑顔の練習をしましょう。目の表情の変化に気づくと思います。

認知のツボ

10 患者さんに看護師が提供する日常生活ケア

日勤で昨日入院した患者さんを受け持ちました。入院患者の初期計画は24時間以内に立案することになっていますが、昨日は入退院が多く、計画の立案が抜け落ちていたことに気づきました。そのため、診療計画の検査や治療の指示が医師からオーダーされていたものの、看護ケアの計画はありません。スケジュールに沿ってバイタルサインの観察や点滴、検査などは進めることはできますが、看護ケアは自分が考えなければ実施されません。患者さんは昨日発熱していますが、自分で清潔ケアや更衣をするには体力が消耗しています。

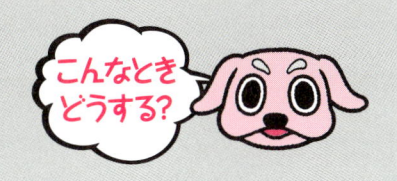

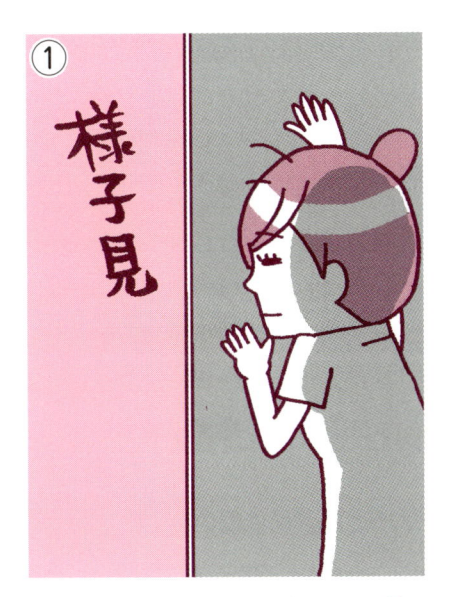

こんなときどうする？

① 様子見
リーダーに何も指示されていないので、そのまま様子を見る

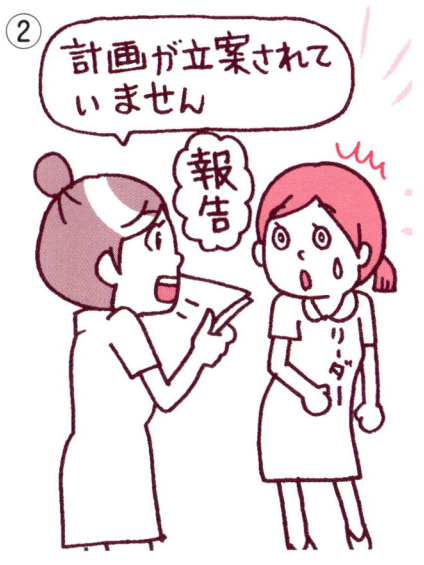

② 計画が立案されていません　報告
リーダーに計画が立案されていないことを報告して、清潔ケアと更衣を実施する

①リーダーに何も指示されていないので、
　そのまま様子を見る

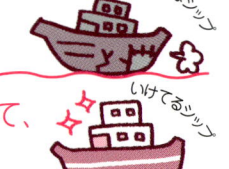

②リーダーに計画が立案されていないことを報告して、
　清潔ケアと更衣を実施する

　保健師助産師看護師法では、看護師の業務について「療養上の世話」と「診療の補助」と規定されています。「診療の補助」は、医師が実施する治療を助ける業務ではあるものの、看護の視点から考える必要のある重要な業務です。日常生活ケアは「療養生活の世話」を表しており、看護師としての専門性が発揮できる業務です。しかし最近では、介護福祉士など、介護関連の資格をもつ、日常生活ケアを専門とする職種も存在するため、看護師が専門性を発揮できる業務は何か、看護師のアイデンティティを考えるとき、どうしても診療の補助に傾きがちになることも多いかもしれません。また「療養上の世話」ということを日常生活のケアと考えると、介護職の実施するケアとの違いに複雑な思いを抱く看護師もいます。

　看護師が日常生活ケアを実施するときの看護の視点として、療養生活の意味を考える必要があります。看護チームが医療現場で看護の専門職として力を発揮することは、「看護」を実践することです。患者さんを健康な生活へと導くために「診療の補助」と「療養上の世話」の両輪をバランスよく実践しながら2つのシップを発揮する必要があります。

　それでは、メンバーシップ、リーダーシップの視点で考えてみましょう。

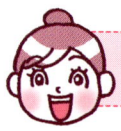

メンバーシップ

　チームメンバーは、チームで決められたルールに則って看護を進めていきます。通常、日常生活ケアはいつ、何をするのか、患者個別の看護計画やケア提供のルールとして決められた基準に沿って、ケアを提供していきます。患者個別の看護指示がされていない場合であっても、患者さんの状況に応じて必要な日常生活ケアを判断して実施することは、看護専門職としての責任範囲です。

　事例では、担当した患者さんが前日に発熱していました。看護師として考えることは、「患者さんは発汗して不快な思いをしているかもしれないこと」、また、患者さんの快・不快だけでなく、「その状態が放置されることに

よって起こり得る健康状態の変化」などです。

　医療現場で看護をするときには、患者さんが治療を目的に入院していることを十分に考える必要があります。医師の指示した治療の補助を確実に実施する必要はありますが、看護師はその病状や症状、治療や入院していることが患者さんの生活にどのような影響を及ぼしているのか、また、これから先にどのような影響があるのかを考えながら、同時進行で生活の支援を考えていきます。

　事例のような、「リーダーに何も指示をされていないから」と患者さんに対するケアを自分で考えないことは「いまいちなシップ」です。誰からも指示をされなくても、患者さんを目の前にしたとき、看護師として何を考える必要があるのか、患者さんに必要なケアは何かという看護を考えることが、メンバーシップを発揮するということです。

患者さんの清潔ケアを実施せず、そのまま様子を見た「いまいちなシップ」の看護師のその後……

　患者さんは夜中に発汗したままの寝衣で過ごしていました。汗の臭いと冷たい寝衣がべたついて不快な状況が続き、ストレスを感じながら交感神経が興奮して脈が速くなり、しばらくして寒気を感じ始めました。その状況に気づいたときには1人で対応できず、自分がケアの必要性に気づかなかったことを患者さんに申し訳ないと思いながら、リーダーナースとともに素早くタオルで汗を拭きながら更衣を済ませました。

　患者さんは「本当はもっと早く着替えをしたかったのだけど、忙しそうだから申し訳なくて……ちゃんと自分からお願いすればよかったのに、すみません」と、看護師につぶやきました。患者さんの日常生活ケアの必要性と担当している責任について改めて認識したのでした。

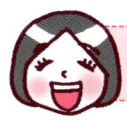

リーダーシップ

1. 介護職による患者さんへのケアとの違いを理解する

　看護職と介護職が実施する日常生活ケアの違いは何でしょうか。皆さんは考えたことがありますか？　介護職が、患者さんに提供する日常生活ケアの方法の選択、実施の判断について大事にしていることは、「患者さんが希望

している生活に近づけること」「患者さんが安楽になること」「実施したことで喜んでもらえること」であると介護職の方から聞いたことがあります。この判断基準は、患者さんの快・不快の感情です。では、看護師の場合はどうでしょうか。

　看護師が実施する日常生活ケアは、「対象者の苦痛を緩和し、ニーズを満たすことを目指して、看護職が直接的に対象者を保護し支援すること」[1]と説明されます。治療や病態を踏まえて患者さんの生活のニーズをアセスメントしながら実施していきます。介護職と明らかに違うのは、患者さんが拒否をしたときや安楽に感じられないことでも、その必要性を病態や病期、治療の状況から患者さんに説明してより安楽に実施することです。また、セルフケアという視点から患者さんが自分でできるように支援し、動機づけることです。さらに、より健康に導くことを目的として日常生活を支援していきます。

2. 専門職としての知識と経験を活かした看護を

　より健康に導く日常生活支援の目的は、看護師がケアをすることによって苦痛が緩和されること、治療上制限が生じている患者さんの生活を豊かにするための工夫により、患者さんのニーズが充足され、生きる意欲につながることです。

　また、病によって身体機能が低下している場合には、残存機能を活かしながら退院しても困らないように回復するための支援をすることなども含まれます。そしてそこには、病態や治療を踏まえた創造性がともないます。単純に喜んでもらうために実施するわけではないことが、専門職としての知識や経験を活かす看護実践ということなのではないかと思います。

　看護師が発揮するリーダーシップは、多職種と協働するための専門性の発揮です。医師の人数が充足していて、治療に関する技術をすべて医師が実施できる現場があったとしたら、看護師の存在意義は何でしょうか？「医師と介護職が大勢いるだけでは、治療をしている患者のニーズは満たせない」と思えるケアを実施することが、医療現場で看護師が発揮するリーダーシップです。

看護師の専門性を発揮できる日常生活ケアができるチームになろう

- 虫の目：患者さんに必要な日常生活ケアは何かを考える
- 鳥の目：日常生活ケアにおける看護の専門性を発揮する
- さかなの目：看護の専門性を発揮できる医療チームのメンバーになる

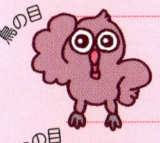

■参考文献
1）日本看護協会. 看護の機能 日本看護協会看護業務基準集. 2007, 488.

　看護職を選んだ人たちは、「人の役に立ちたい」という願いがあるはずです。ですから、自分にゆとりがあれば、本来やるべき行動がとれるはずです。ですが、「リーダーに報告したら仕事が増えるかもしれない」と自動思考して「先読みの誤り」の色眼鏡をかけた場合、頭でわかっていても、自分が手いっぱいになり請け負えない状況になることを想像して、自ら気づいたことでも何もしない、ということが起こり得ます。ただ、このやり方を続けていると信頼されなくなり、いずれ自分が悲しい思いをします。

　対策として、「気づいたこと」と、自分のキャパシティを超えた「対応できないこと」を正直にリーダーに相談してください。看護師である先輩は、あなたも患者さんも助けてくれるはずです。

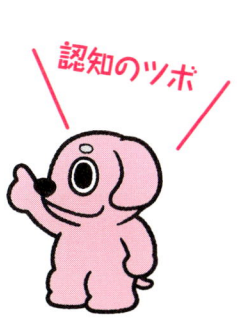

認知のツボ

11 看護の目的を意識した看護過程を展開するための手がかり

あなたは、本日担当する患者さんに実施するケアについて、看護計画から情報収集をしています。手術が目的で入院した患者さんは、クリニカルパスで展開されていますが、既往疾患に糖尿病があり、血糖のコントロールができていませんでした。そのため、退院に向けて指導計画が立案されています。指導は受け持ち看護師が実施するプランになっていますが、患者さんの糖尿病と食事療法に関する認識については、観察項目に挙がっています。過去の記録を見ても、食事の認識についての情報記載が見当たりません。しかし、本日はとても忙しい状況です。

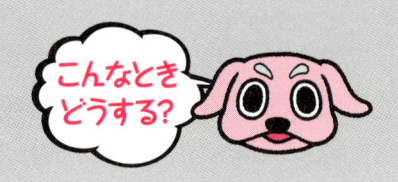

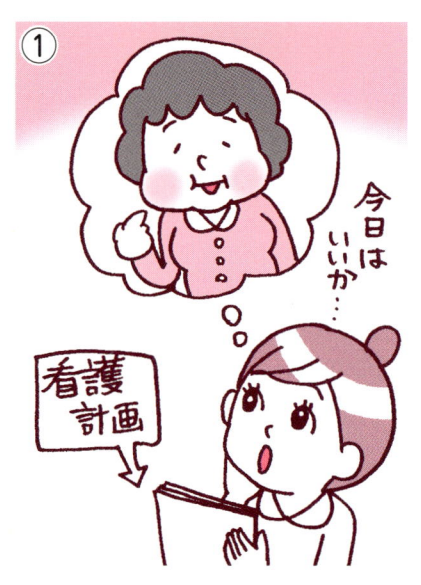

こんなときどうする？

① いつ誰が情報収集するのか決まっていないため、本日は食事について話をしない

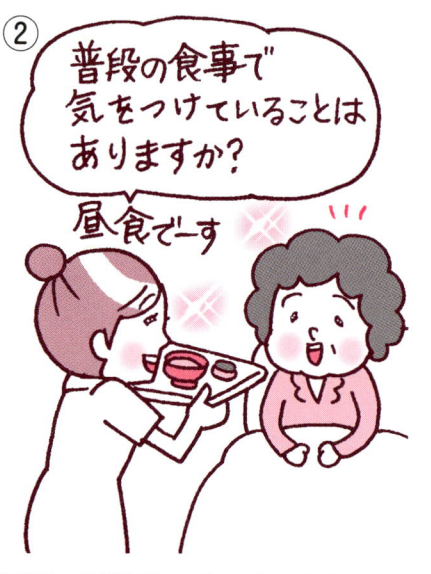

② 指導前に情報収集する必要があると考えて、昼食のときに患者さんとコミュニケーションをとる

①いつ誰が情報収集するのか決まっていないため、本日は食事について話をしない

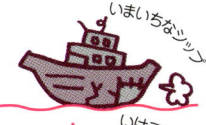

②指導前に情報収集する必要があると考えて、昼食のときに患者さんとコミュニケーションをとる

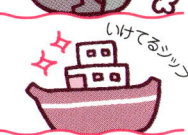

　診療報酬改定により入院期間は短縮され、看護や医療の技術は質を保つため、効率と効果が追求されています。退院支援は入院前の外来から開始され、入院時にはすでに退院のための目標設定がされて、自宅退院を見越した療養生活に必要な支援も、治療中から実施されていきます。外来と病棟の看護の継続性をより高めるため、過去、医師に指示される診療の補助をしていた外来看護は、専門性を高めながら在宅療養を支援する看護に変化しています。

　学生時代に展開した看護過程では、丁寧に患者さんの全体像を把握するために、系統的に多くの情報収集をしていきます。そして、看護問題を特定するため病態や治療と患者さんの生活習慣、患者さん自身の認識を踏まえてアセスメントし、看護の成果としての目標設定をし、効果的な看護を考えるプロセスがあります。患者さんに対して計画した看護を実践しながら反応を確認して評価をし、目標達成に向けて実習していきました。この丁寧なプロセスは、看護の基本的な技術として実習で展開されるものの、臨床現場では業務に追われて、看護過程が理想でしかなかったと感じられるような目まぐるしい日々を送ります。看護過程の展開をじっくりと考えるための時間もなく、そして、患者さんはあっという間に退院していきます。

　それでは、メンバーシップ、リーダーシップの視点で看護過程の展開を考えてみましょう。

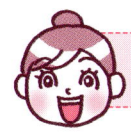

メンバーシップ

　考える時間もないまま、あっという間に退院してしまう患者さんを前に、どのように看護過程を展開すれば良いのでしょうか。

　チームの中でメンバーシップを発揮する場合には、すでに計画されている看護を提供しつつ、場面場面で患者さんの状況を評価しながら、看護計画を変更、あるいは追加、修正を考える必要があります。

　最近の医療現場では電子カルテが導入され、看護計画も標準のテンプレートがあり、さらに、標準的な治療を進めれば回復が見込める患者さんには、

クリニカルパスで医療が進められます。

　標準的なケアが十分に身に付いておらず、さらには、時間に追われて流れ作業のように仕事を進めている状況にある看護師の場合、リストアップされた業務をこなしていくだけになります。実施する看護には、看護過程に裏付けられた思考プロセスはありません。看護計画を把握しているにもかかわらず、事例のように誰かが実施するだろうと考えて行動することはメンバーシップも発揮しておらず、チームの一員であることを自覚できていません。

　チームで目標を共有し、それに向かって協力して活動すること、患者さんに対する看護の成果を意識した看護過程の展開は最も重要なメンバーシップです。そのため、担当している患者さんにどのような看護計画が立案されているのかを把握せず、あるいは、把握しているにもかかわらず協力しない、最低限の決められた業務をその場限りで流れ作業のように実施することは、看護過程の展開ができない「いまいちなシップ」です。

　患者さんに必要な看護と目標は何か、担当した看護師としての責任を意識して、患者さんに必要なケアや情報収集をすることがメンバーシップを発揮することです。

看護計画を実施できないと思っていた「いまいちなシップ」の看護師のその後……

　たまたま、食事の時間に患者さんの病室を通りかかると、「看護師さん、この食事ってカロリー制限されているよね」と声をかけられました。患者さんが食事に対して意識していることがわかり、少し勇気を出して「家ではどうされていたのですか？」と聞いてみました。すると、「昼食は外食だからカロリー制限ができていないかも」という言葉が返ってきました。これは、重要な情報であることに気づきました。看護師はそのことを記録に記載し、指導ポイントのアセスメントをして受け持ち看護師へつなげることができました。

　そして、「そんなに構えて関わらなくても、計画の内容を把握していれば、いろいろなタイミングで関わることができるのだな」と、少しだけ臨床での、看護過程の展開を理解できた気持ちになりました。

リーダーシップ

1. 患者さんが主体的に治療に臨めるよう看護計画の共有を

　患者さんの健康回復のために専門知識を活用した看護が展開されることを意識できると、看護過程を展開できるリーダーシップが発揮できます。

　医師は患者が入院してくると、診療情報提供書を提示し、診療計画を提示します。医師の場合、診療方針についてインフォームド・コンセントを実施して、詳細なプランを提示しています。クリニカルパスであれば、診療計画とともに看護師が提供する看護もスケジュールになっているため、入院時に退院の目安となる日程や退院に向かって実施していくプランを患者さんに説明して実施することができます。

　しかし、クリニカルパスを活用していない病院や病棟、クリニカルパスを適応させることのできない患者さんであっても、看護計画を患者さんに提示する、あるいは、患者さんとともに目標設定とプランニングをしてケアを進める病院もあります。ではなぜ、患者さんと看護計画を共有する必要があるのでしょうか。

　2003年に、藤岡[1]らが患者さんとともに立てる看護計画の取り組みの結果をまとめたものによると、「目標が明確となって闘病意欲が高まること」「患者さんの協力が得られること」などが、その理由として提示されました。患者さん自身が主体的に治療に参加できるとともに、看護師と目標を共有するチームメンバーになると考えることができます。

2. 積極的なインフォームド・コンセントの実施

　患者さんが医療チームのメンバーであることや、患者さん中心に医療や看護が進められるという認識はあるものの、具体的にはどのようにチームに参加してもらうのか、曖昧なまま看護を進めている現場もあるのではないでしょうか。患者さんは治療を目的に入院していますから、医師の診療方針に対しては情報開示を求めますが、看護師に対しては積極的に求めない場合もあります。それは、治療が適切に実施されるための診療の補助のほか、退院後の療養生活に向けて目標設定して日常生活を支援することが看護師の役割であると、患者さんに伝わっていないからではないでしょうか。患者さんは医師の治療のお手伝いをすることが看護師の仕事と理解している場合が多いように思います。

積極的な看護のインフォームド・コンセントによって、患者さんの退院に向けたリーダーシップを発揮できます。その結果、目標を共有して患者さんが主体的に治療や看護に参加することのできるチームになります。

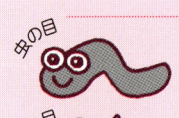

看護過程を展開して患者さんの長期目標を明確にしよう

- **虫の目** 勤務で担当する患者さんの看護計画を意識して看護する
- **鳥の目** 患者さんと、目標を意識できる看護計画を共有して看護過程を展開する
- **さかなの目** 看護のインフォームド・コンセントで、患者さんが看護に参加できるチームになる

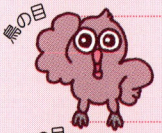

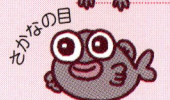

■参考文献
1) 藤岡智子ほか. 看護情報提供 患者と共に立てる看護計画. 信州大学医学部附属病院看護研究集録. 31 (1), 2003, 47-51.

認知のツボ

　この事例の看護師の行動は「先送り」です。自分がしなくても誰かがやるだろうという無責任な心理が働いている可能性があります。言い訳の自動思考として、「期日が書かれていないし」「これまでの担当者もやってないし」「別に私がやらなくても、誰かがやってくれるだろうし」と責任逃れをしていることが予測できます。自分でも気づかない自動思考を止めて修正してあげないと、看護師として信頼を失う致命傷を受けることになります。

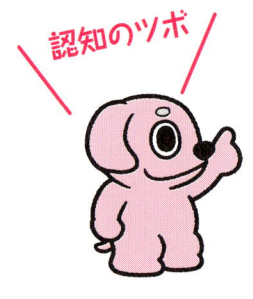

　否定的な自動思考を止めるために、①自動思考に気づく練習をしましょう。②上記の自動思考に気づいたら「本当にそれで良いの？」「本当はどうするべきなの？」と自問してください。そして、気づいたことを先送りせず、できることから行動をしてみてください。

12 患者さんのケアをリードできる看護記録に必要なこと

患者さんは、初めての全身麻酔で明日が手術日です。不安が強く、手術は仕方ないと受け入れてはいても、全身麻酔に対する不安があります。処置の場面で患者さんから「説明されたかもしれないけど、もう一度聞いてもいい？」と、申し訳なさそうに入室の方法について質問され、説明を繰り返しました。

同じような記録が前日の電子カルテにも記載されています。「同じことを何度も確認したくなるほど、心配なのだな」と思いながらも、最近、看護部では看護記録の簡略化が進められており、長い時間電子カルテの前に座っていづらい雰囲気です。

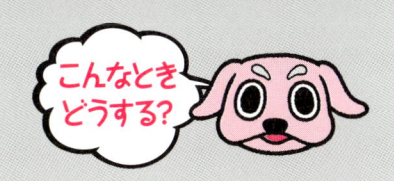

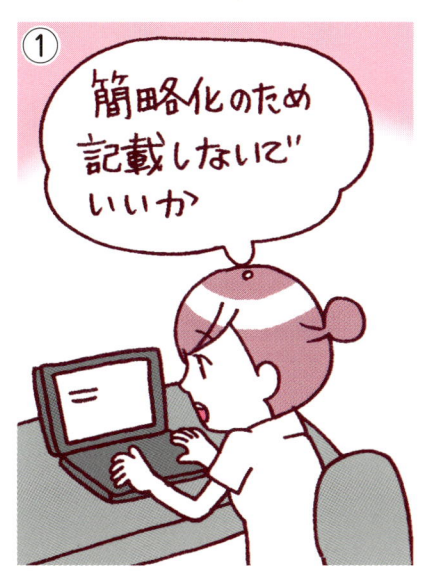

こんなときどうする？

① 簡略化のため記載しないでいいか

患者さんの不安を表す記録だとは思うが、前日にも同じ対応で繰り返しになるので記載しない

② 手術前日 患者さんに不安アリ…と 記載!!

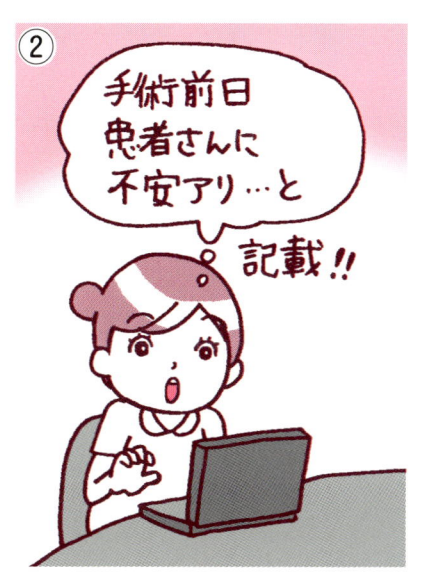

時間経過を記録する必要があると考えて、手術前日で患者さんに不安があることを記載する

①患者さんの不安を表す記録だとは思うが、前日にも同じ対応で繰り返しになるので記載しない

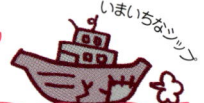

②時間経過を記録する必要があると考えて、手術前日で患者さんに不安があることを記載する

　看護実践の記録である看護記録は、日々記載する経過記録のほか、アセスメント記録や看護計画、フローシートなどのさまざまな様式があり、それぞれに目的があります。看護実践の記録は看護師の思考過程が表現され[1]、その患者さんにいつ、何を、どのように、なぜ実施したのか、また、なぜ実施するのかが記載されます。

　最近、看護記録で話題になることは、看護・医療必要度の根拠としての記載、情報開示を踏まえた裁判に耐え得る記録などです。

　また、患者さんのベッドサイドにいる時間を増やすことや時間外勤務の短縮のために、必要最低限の記録が推進されています。看護記録の記載内容について考えるとき、その内容の妥当性や関心事が十分に記載されているかどうかは、記載の仕方ではなく実践しているかということが実は重要になります。記録をするために実践するのではなく、実践していることが記録されるということであり、看護師が思考して実践していなければ記録されません。記録というツールによって看護実践が明らかになります。

　それでは、メンバーシップ、リーダーシップの視点で考えてみましょう。

メンバーシップ

　看護師が実践することは、看護過程に裏づけられています。クリニカルパスであったとしても、思考プロセスが明示されないだけで、看護の提供に至るまでの思考プロセスがあります。そして、実践の結果を評価して、次に予定されている実施事項が妥当であるかを検討した上で、次のスケジュールにつなげていきます。

　クリニカルパスが適応されていない場合には、より明確にその思考プロセスは記録されていきます。事例11（p78）で取り上げているように、看護過程を意識しながら看護実践をすることができれば、自然に記録ができるものです。

　看護過程の展開において、メンバーシップを発揮することは、その実践を

記録することです。看護過程を意識しない場合、患者さんへの看護場面の記録は目の前の現象に捉われ、担当する看護師が場当たり的に重要であると考えることが記録に記載されていきます。あるいは、重要だと思わなかったことについて、記録されないことになります。患者さんの些細な言動や行動が、実は患者さんにとって大きな意味をもつ場合もあり、それは経験豊かな看護師であれば気づけることが、業務に追われて頭の中も忙しくなっている看護師には気づくことができません。

　事例のように患者さんの言動が繰り返されていることに対して、すでに記載されている内容であるという考えは、患者さんの心理状態の経過をチームで共有することに意味を感じていない「いまいちなシップ」です。看護計画は受け持ち看護師が、個々のチームメンバーに対して依頼した記録であると考えて、記載することでメンバーシップを発揮できます。

患者さんの表現した不安を記録しなかった「いまいちなシップ」の看護師のその後……

　午前中の処置が終わり、リーダーに患者さんの状況を報告しました。すると、報告するときに周囲で記録をしていた看護師とリーダーで自然発生的にカンファレンスが始まりました。患者さんの特性や手術前日でさらに不安が強くなっていることの情報共有とともに、処置の合間を見ながら質問をしている患者さんは、聞きたいことがあっても遠慮している可能性があることも意見交換されました。そして、処置のときだけでなく、少し時間をとって積極的に患者さんに関わろうということになりました。担当していた看護師は、その先輩たちの話し合いを聞きながら、自分も患者さんの状況について情報提供していきました。そうすることで、同じことを繰り返し訴えたり、質問したりする患者さんの心理状態について考え、先輩に協力してもらいながら患者さんとコミュニケーションをとることができました。先輩と話し合ったことを参考に意図的に関わったことを看護記録に記載し、実践を記録することの重要性に気づいて記録できたことをうれしく思いました。

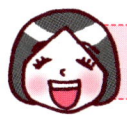

リーダーシップ

　看護実践の記録は、その内容によってリーダーシップが発揮できます。では、

看護記録で、どのようにリーダーシップを発揮することができるでしょうか。

　看護の現場で発揮する必要のあるリーダーシップは、患者さんを健康に導くための支援を明確にしていくことです。患者さんが、どのような状態になれば退院できるのかを記載することから始まります。看護記録には、看護師の細かなアセスメントは記載されません。それは、表現の仕方によって誤解を与える可能性があることや、記録にかける時間的な問題もあります。しかし、目標が明確に記載されていれば、その目標を見ただけで、どのような知識と情報を統合した結果であるか推測できることが専門知識をもつ看護師の特徴です。標準的な個別性のない目標設定であれば、患者さん個別の特性を踏まえた看護の成果をイメージできていないことが簡単に想像できます。あるいは、漠然としたイメージで具体的な結果が見えていない可能性もあります。

　患者さんから収集できた情報すべてを記録に記載することは不可能です。その情報の中でも重要な要素を選択して記載し、特に、共通認識する必要のある事柄や情報は積極的に記載していきます。そういったチームが目指す方向性を明確にすることがリーダーシップです。

　チームが共有する患者さん情報が集まるツールとしてその記録を活用し、チームの進む方向性を示していきます。また、ケアプランも同様に、いつ、何を、どのように、何のために実施するのかが表現されていれば、実施することそのものがチームの目標になります。標準的な方法だけでなく、その患者さん個別に実施する必要のあることを表現することができれば、患者さんに対する看護実践で、看護記録を活用してリーダーシップが発揮できます。

看護の専門職の責任として記録をしよう

- 虫の目　看護過程を意識して記録する
- 鳥の目　看護チームが、看護の成果として共通認識できる目標を具体的に表現する
- さかなの目　看護の記録が専門職としての、実践の記録になるチームを目指す

■参考文献
1）日本看護協会出版会編．看護記録および診療情報の取り扱いに関する指針．看護業務基準集，2007，111-140．

　人は、同じ事象でも、見方や考え方（認知の視点）で捉える意味合いが大きく変わってきます。患者さんが「不安」と訴えたから、前日と同じと考えるのは認知の歪みで「心の読み過ぎ」による憶測です。同じ訴えだと思っても、その日の患者さんの「不安の訴え」を記録することで、「おや？　不安の訴えが続いている……おかしいな」と気づいた看護師が再介入することができるかもしれません。看護記録は、患者さんの状態を把握して、看護計画に沿って統一した対応をするために重要な情報源です。

　事例のように何度説明を受けても「不安」を訴える患者さんへの介入方法を1つ提案します。患者さんと目線を合わせ、呼吸の速度や声の調子、姿勢などのペースを合わせて、「昨日に引き続き不安があるんですね」「不安は自分が望みを得るための方法や見通しがつかないときにもつ感情だといわれています。本当は何を望んでいるんですか？」と静かに介入してみましょう。患者さんも自分の気持ちを整理できるかもしれません。

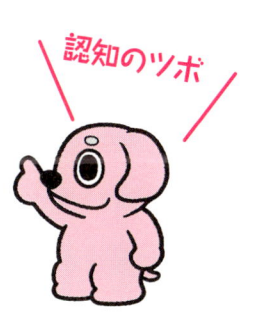

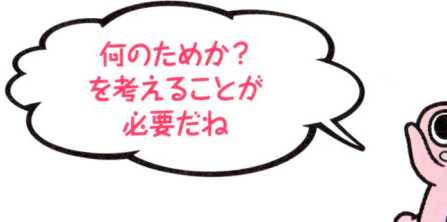

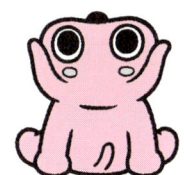

認知のツボ

何のためか？を考えることが必要だね

13 患者さんから叱られたときにどう対応する？

あなたが担当している患者さんからナースコールがありました。しかし、ほかの患者さんに対応していたため、あなたはすぐに患者さんのところに行くことができませんでした。しかし、患者さんは「もう用事は済んだよ！　遅いんだよ来るのが！　患者が看護師を呼ぶのは急いでいるときなんだよ！　しっかりしてくれよ！」と憤慨していました。患者さんはイライラしながら看護師に怒りをぶつけます。

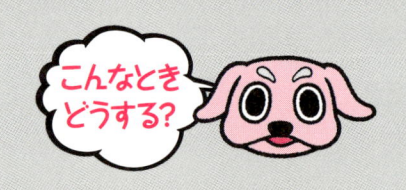

こんなときどうする？

① こういうときもあります。/ 我慢してください

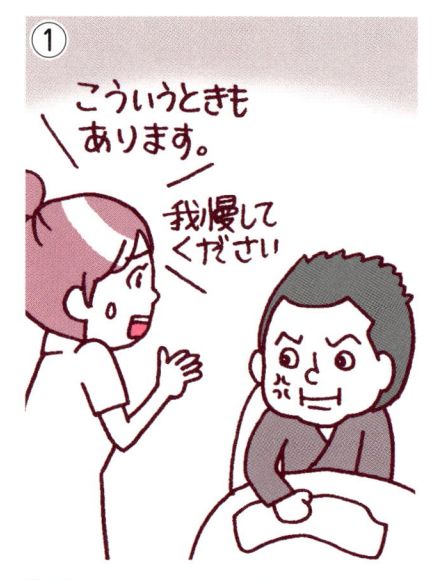

「患者さんはあなた1人ではないのでこういうときもあります。我慢してください」と言う

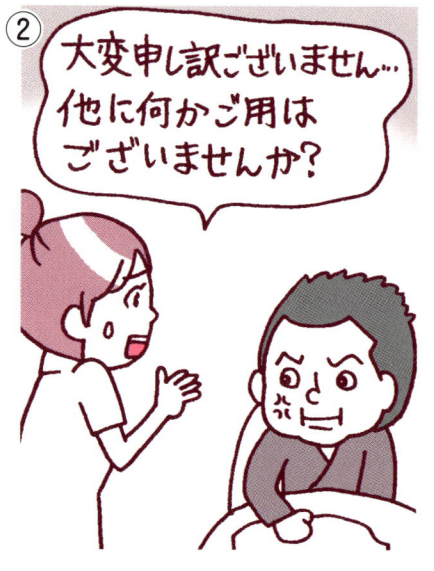

② 大変申し訳ございません…他に何かご用はございませんか？

すぐに訪室できなかったことを謝罪し、ほかに用事はないかを確認して退室する

①「患者さんはあなた1人ではないのでこういうときもあります。我慢してください」と言う

②すぐに訪室できなかったことを謝罪し、ほかに用事はないかを確認して退室する

　患者さんはさまざまな思いを抱きながら入院生活を送っています。時には怒りをあらわにすることもあるかもしれません。そういうことをよくわかっていても、看護師だって人間ですから怒りをぶつけられると傷ついたり、ショックを受けたり、怒りを感じたりするものです。

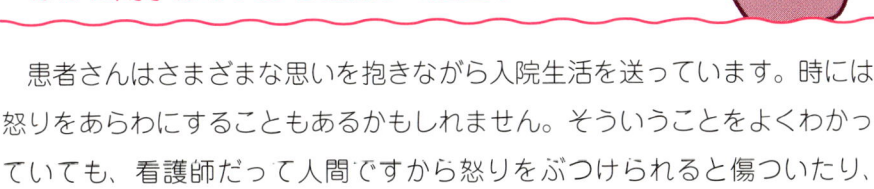

　患者さんもまた、複数の患者さんをケアしている看護師を気遣いながら、いろいろなことを我慢して治療を受けています。

　それでは、メンバーシップ、リーダーシップの視点で考えてみましょう。

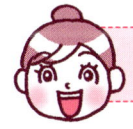

メンバーシップ

　患者さんが怒りを看護師にぶつけてきたとき、あなたは受け止めることができるでしょうか。たとえ看護師側に落ち度があったとしても、複雑な思いになるのは当然のことです。最近では、患者さんの言葉を含めた暴力に対して、泣き寝入りしないという対応が考えられています。暴力的に思える言葉や暴力行為そのものは事実として認識する必要があり、我慢をするのではなく、その怒りの背景にある心理的要因を考えて対応することが看護師の対応です。もちろん、繰り返される暴言や暴力が性格傾向のもので、問題がある場合には、何らかの組織的な対応が必要になります。

　今回の事例では、入院生活や治療上の問題などの影響から、些細なことで心理的ストレスが一時的に高まって表現されたと考えれば、看護師にできることはあると考えることができます。また、普段は穏やかで看護師に対しても気遣いのある患者さんであれば、怒りをぶつけてしまった後で、自分自身が傷つき、後悔するかもしれません。表現してしまった言葉と態度は自己責任ではありますが、これから先の患者さんの健康問題を解決していくプロセスにおいて、看護師との関係性が不安定になっては看護師の役割を果たすことのできるチームの目標に向かうことができません。毅然とした態度で、穏やかに患者さんに対応することで、患者さんの罪悪感も和らぐとともに、看護師に対する信頼感も強まります。

事例のように、患者さんにとってはわかりきっている「患者さんは1人だけではない」ということを伝えることは何の意味もなく、患者さんが自分は大事にされていないという感情が残るだけの「いまいちなシップ」です。表面的なコミュニケーションに捉われず、患者さん自身が健康問題を解決するプロセスにおいて、必要な看護師の役割は何かを見極めながら、問題解決のために目標に向かって患者さんの心理を考えることでメンバーシップを発揮することができます。

どうなる?

「患者さんはあなた1人ではない」と患者さんに言ってしまった「いまいちなシップ」の看護師のその後……

　その後、患者さんは看護師に対して何も訴えなくなりました。何かをしてほしいことがあっても、我慢をしなければならないと思ってしまったのです。看護師に対して怒鳴ってしまったことを後悔しているものの、看護師に謝ることもできず、自分が言った言葉の結果として自分に罰を与えているのです。看護師も自分が言ってしまった言葉に後悔をしていました。そして、何も訴えなくなってしまった患者さんに対して、謝りたい気持ちになりました。

　ある日、勇気を出して「あのときは不適切なことを言いました。忙しくてイライラしていました。患者さんに支援してほしいことを伝えてもらわなければ、私はケアをすることもできません。本当に申し訳ありませんでした」と患者さんに謝罪しました。すると、患者さんも「いいえ。あなたが悪いのではありません。私があんな口調で看護師さんを傷つけたからです。申し訳ありませんでした。これからもよろしくお願いします」と言うことができました。そして、互いに関係を修復するためのコミュニケーションをとることができました。

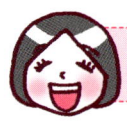

リーダーシップ

　医療の現場では、看護師が複数の患者さんのニーズを同時に満たしていく必要があります。現場ではさまざまな工夫をしながら複数の患者さんに対応し、新人看護職員の教育プログラムにも多重課題に対応するための研修が企画されます。基本的には、個別の対応しかできないのが普通のことですから、優先順位を考えて患者さんの協力を得ながら対応していくものです。

　複数の患者さんを担当しているときにリーダーシップを発揮することは、

積極的なタイムマネジメントによって予測的に現場で起こり得る問題を解決しながら、患者さんとの信頼関係を維持することと考えられます。しかし、同時に複数の患者さんに対して緊急の対応が必要になったときには、どのように対処する必要があるでしょうか。そういうときにこそチームの力が発揮できます。

　患者さんの状況の詳細を知っているのは、担当している看護師だけです。リーダーの役割を担う看護師は全体的な大きな動きを把握します。そのため、担当している看護師が支援を求めなければチームは動きません。メンバーシップはほかのメンバーに迷惑をかけないように、すべてを自分で解決することではありません。チームのメンバーはチームが担当している患者さんを看護する目標に向かう協力者です。担当している患者さんのニーズを満たすためチームの協力を求めるリーダーシップが必要です。何をどのように支援してほしいのか、的確に伝えて同時に複数の患者さんのニーズを満たしていきます。

　また、事例のような患者さんの場合、対応する看護師を変えるだけで患者さんの気持ちが切り替わって冷静さを取り戻すこともできます。もちろん、怒りをぶつけてしまった看護師との関係も、患者さんが冷静になってから修復することができます。多数の患者さんの看護をチームで進めるときには、複数の看護師で看護しているメリットを活かせるようにチームの力を活用して目標に向かいます。

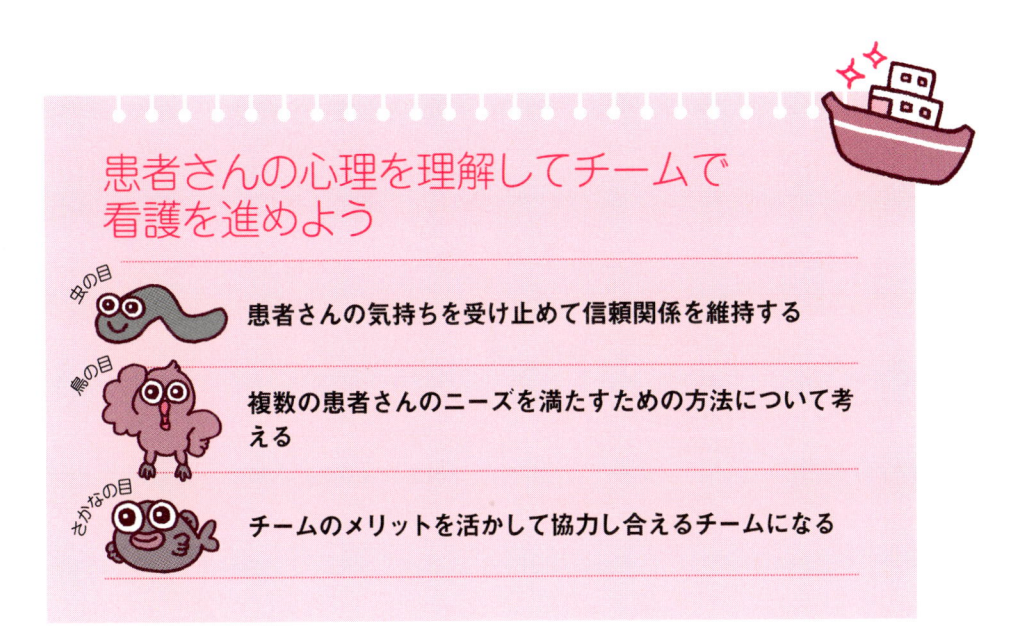

患者さんの心理を理解してチームで看護を進めよう

- 虫の目　患者さんの気持ちを受け止めて信頼関係を維持する
- 鳥の目　複数の患者さんのニーズを満たすための方法について考える
- さかなの目　チームのメリットを活かして協力し合えるチームになる

患者さんは、医療従事者に役割期待をもっています。患者さんが看護師に怒りを表現するときは、看護師として期待されている証しです。医療従事者は、怒りっぽい患者さんや訴えの多い患者さんは苦手かもしれません。
　この事例の患者さんは、普段は気遣いのある穏やかな性格の方のようです。そのような人が憤慨してビックリしたでしょうが、下半身麻痺のこの患者さんは、やっと看護師に甘えることができたと喜んでも良いかもしれません。

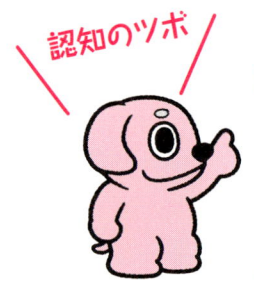

ヒント　自分の怒りは「べき思考」の色眼鏡です。「イラッ」ときたら、「どうあるべきだ！」と期待しているのか自問してみましょう。そして、相手に期待していることが明確になったら「できることなら人はすでにやっている、できないのが今の現実！　期待するのは止めよう！」と修正してください。

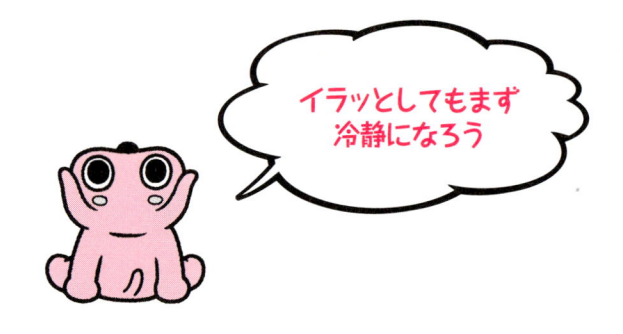

認知のツボ

イラッとしてもまず冷静になろう

14 他職種とうまくコミュニケーションをとるには？

あなたは、回復期病棟で大腿骨骨折の手術後の患者さんを担当しています。患者さんは毎日リハビリのために理学療法室に通っています。担当している理学療法士はとても丁寧に訓練を指導してくれますが、少しペースが速いため疲労感が強いと患者さんから訴えられました。あなたは患者さんが理学療法士に直接伝えればと思いましたが、患者さんは理学療法士がとても一生懸命に訓練をしてくれるため、言いづらいと言っています。訓練終了後に病室に戻ってくる患者さんの様子を見ていると疲労感が強く、食欲も低下しています。

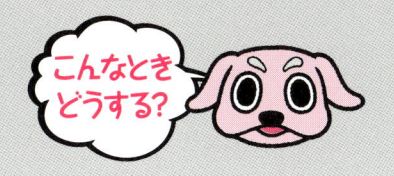

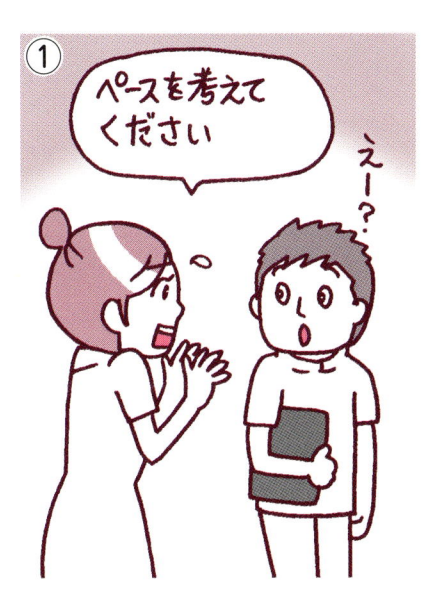

こんなときどうする？

①「患者さんはペースが速くて疲れると言っています。ペースを考えて訓練を進めてください」と連絡する

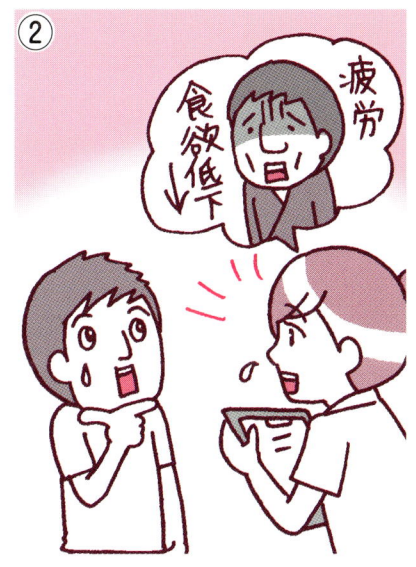

②「訓練が終了して病室に戻ってくると食欲が低下しています。患者さん自身もとても疲れているようなのですが、訓練室での様子はどうですか？」と聞いてみる

① 「患者さんはペースが速くて疲れると言っています。ペースを考えて訓練を進めてください」と連絡する

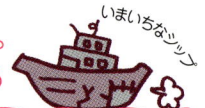

② 「訓練が終了して病室に戻ってくると食欲が低下しています。患者さん自身もとても疲れているようなのですが、訓練室での様子はどうですか？」と聞いてみる

　他職種とコミュニケーションをとる目的はチーム医療の推進です。多職種がチーム医療を進めるための協働と連携において、中心となる患者さんの情報共有は重要です。多職種がそれぞれに支援をしている場所が異なれば、そのときにどのような状況で患者さんが過ごしているのかは、積極的に情報収集や情報提供をしていかなければ把握できません。患者さんを中心として多職種が連携していく場合、患者さんから得られる情報で状況を認識していく場合もありますが、その情報は患者さんが認識している一側面でしかありません。それぞれの専門職がどのような考えで何をしているのか、互いに理解しながら患者さんへの支援を進めていくことで、より効果的なケアができます。

　チームメンバーである互いの職種の専門性を尊重しながら協働する姿勢が必要です。多職種との協働において、看護師が専門性を発揮できることは何でしょうか。よく看護師は、「患者さんの24時間の生活を身近で看ていることが強みである」と言葉にすることがあります。患者さんの気持ちを自分たちが一番よくわかっていると認識して、他職種に対して、調整ではなく一方的な依頼になってしまう場合があります。

　チーム医療で専門性を互いに発揮して尊重し、さらに協働するということの難しさは、専門性志向の「それぞれの専門職が専門家としての知識や技術を活かしたい」と強く思う気持ちによって「他職種との情報共有や協働意識が不十分」になりやすいと同時に、協働志向による「協力して業務を行う」ことや「他職種へ役割を委譲しすぎる」[1]という矛盾した状況があるといわれています。チーム医療が専門性志向と協働志向を矛盾させることなく、互いの専門性を理解して協働することが患者さんの利益につながることを認識しておく必要があります。

　それでは、メンバーシップ、リーダーシップの視点で考えてみましょう。

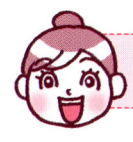

メンバーシップ

　他職種とチームになって患者さんの健康問題を解決する場合、どうしたら看護師がメンバーシップを発揮できるでしょうか。患者さんの24時間の生活を支援することが看護師の強みです。だからといって、看護師がすべての状況を把握しているわけではありません。患者さんが、それぞれの専門職の前で見せる顔があることを認識する必要があります。

　また、他職種がそれぞれ専門的な知識を背景に、患者さんをアセスメントして支援していることも理解しておく必要があります。看護師は患者さんの生活の視点から観察してアセスメントし、日常生活ケアを実践しています。薬剤師であれば薬剤の専門知識を活かしながら患者さんに指導し、医師に意見を伝える場合もありますし、医師は医学的な知識で患者さんの診療をして、医学的観点から健康問題の解決を考えています。それぞれの専門職がどこまで患者さんの生活を把握して方針を決定しているかは、話し合うことでしか理解できません。事例では、理学療法士がその専門職としての知識と技術を活かしながら患者さんを支援していると考えれば、単純に患者さんが疲れて食欲が低下しているということを訴えて、訓練の方法を変えてほしいという一方的な依頼はできません。まずは、理学療法士と看護師の知っている患者さんの情報や生活状況の認識を一致させて、互いの専門性を発揮するために両者の考えを突き合わせ、患者さんにとってより効果的な方法を選択していく必要があります。もちろん、患者さんの意見も踏まえます。

　事例のように、一方的に看護師の意見を伝えるだけの行動は、他職種とのチームで協働できない「いまいちなシップ」です。専門職としての意見交換をすることが他職種チームにおけるメンバーシップです。

理学療法士に訓練の方法を変えてほしいと一方的に伝えた「いまいちなシップ」の看護師のその後……

　理学療法士から「今は少し訓練で負荷をかける時期と考えています。食事摂取量が少ないのはほかの理由があるみたいですよ。患者さんから話を聞いていませんか？」と言われてしまいました。急いで患者さんのところに戻り、聞いてみると「この前説明された。でも疲れちゃうのよね〜」と言い、「訓練のあとは

> 特に家に帰ってからのことを考えちゃって……食欲もなくなるかな」と話されました。看護師はもっとよく話を聴いておけば良かったと後悔しました。
> 　そして、一方的に看護師の意見を押しつけた言い方をしたことについて理学療法士に謝罪し、看護師に対して有益な情報提供をしてくれたことについて感謝しました。他職種と協働していくことは、互いの認識やもっている情報について意見交換することが重要なのだと、改めて理解できる体験だったのでした。

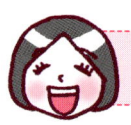

リーダーシップ

　多職種との協働において、リーダーシップを発揮できるのはどのような場面でしょうか。看護師は「看護師自身が『チーム医療』で中心的役割を担うことを求めている」と解釈[1]されており、たしかに看護師は患者さんの24時間の生活を看ていることに自負心があります。患者さんは退院したら生活しなければならないのだから、そのことが解決できなければ医療の効果はないという考え方の背景もあります。また、患者さんと一番長い時間か関わっている分、一番、状況を把握していると考えていることもあるかもしれません。

　しかし、チーム医療において、看護師の専門性を発揮して中心的な役割を担うためには看護師が他職種から高い専門性を認められることが必要であるといわれています。他職種からその専門性を承認されていなければ、専門性を発揮するためのリーダーシップは発揮できません。

　事例10（p73）で取り上げた、介護職のケアとの違いで述べたように、看護師が実施する日常生活ケアは、治療や病態を踏まえて患者の生活のニーズをアセスメントしながら実施することであり、生活のニーズはその患者さんの生活背景から退院後の生活を見据えて支援をすることと考えることができます。他職種から求められた情報を提供することや、長い時間患者さんの身近にいることを理由に依頼される業務を引き受けることがチーム医療において看護師が専門性を発揮していることにはなりません。

　医師が医学的な観点から治療方針を考えているとき、薬剤師が薬理作用を患者に説明するとき、看護補助者や介護職が患者の日常生活ケアをしようとしているとき、理学療法士が患者さんの運動機能回復のために訓練をすると

き、ソーシャルワーカーが退院調整を進めようとするとき、24時間の患者さんの生活を看ている看護師が進言できることがあります。看護師はその専門性を活かし、他職種に対して発揮できるリーダーシップを考えていく必要があります。

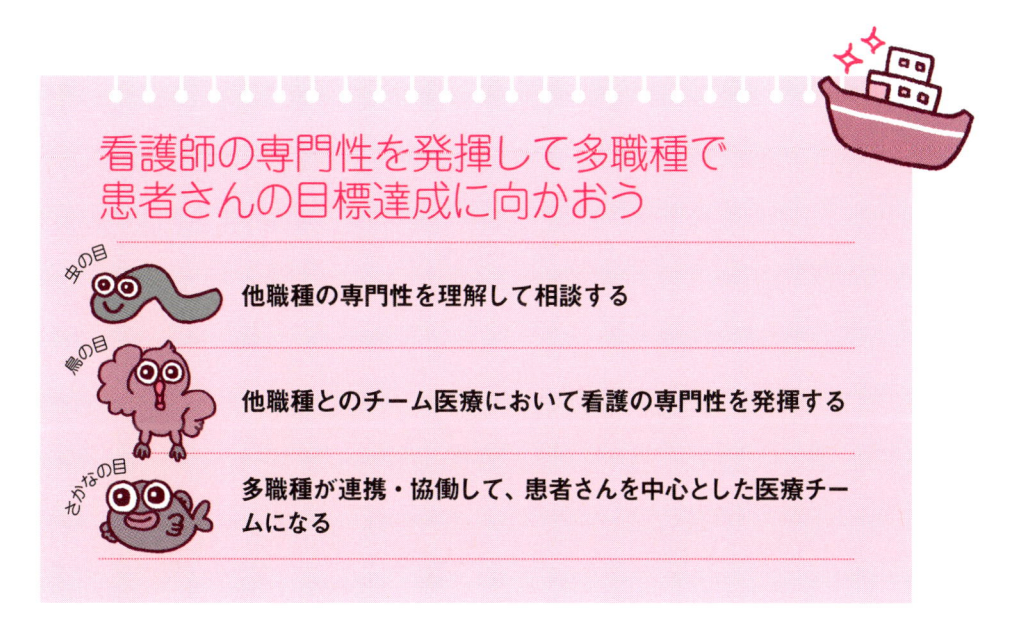

看護師の専門性を発揮して多職種で患者さんの目標達成に向かおう

- 虫の目：他職種の専門性を理解して相談する
- 鳥の目：他職種とのチーム医療において看護の専門性を発揮する
- さかなの目：多職種が連携・協働して、患者さんを中心とした医療チームになる

■参考文献
1) 細田満和子. チーム医療の6つの困難「チーム医療」とはなにか. 日本看護協会出版会, 2012, 62-93.

認知のツボ

　患者さんの立場に立って、あたかも自分のことのように話を聴くことは「共感」に役立ちます。患者さんも「わかってもらえた」と思い、信頼関係の形成には役立ちます。しかし、患者さんと他職種とのパイプ役をする看護師は、中立的に両者からの情報収集が必要です。コミュニケーションの難しさは、話す側が意図せず話の内容を「省略」したために情報が欠落することです。中立的に物事を見るには、第三者として客観的に「他人事として」物事を見る訓練が必要です。
　まずは、両者から情報収集をしましょう。そして情報収集の話を聴くときは、中立に両者の話を聴き、それぞれの言い分を理解して問題解決をしていきましょう。

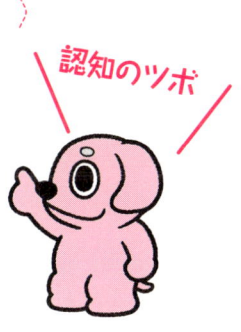

15 看護補助者とうまくコミュニケーションをとるには？

あなたが担当している患者さんは本日、腹部 X-P の検査が予定されています。大腸切除の術後 2 日目で状態は安定しています。あなたはバイタルサインを観察し、看護補助者でも移送できると判断して、検査への移送を依頼しました。看護補助者は車いすを準備して患者さんに検査に行くことを説明し、起き上がって車いすに乗車するように説明しました。しかし、患者さんがあまりにも創部を痛がって起き上がることができないため、看護補助者はあなたに助けを求めてきました。

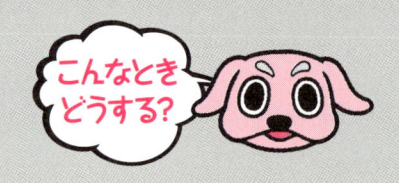

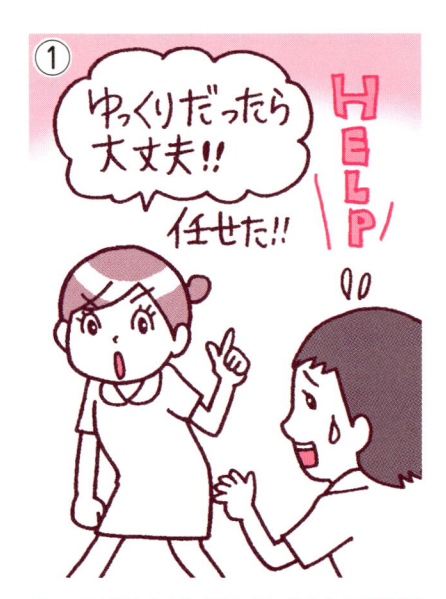

こんなときどうする？

① ゆっくり起き上がれば大丈夫だからと看護補助者に任せる

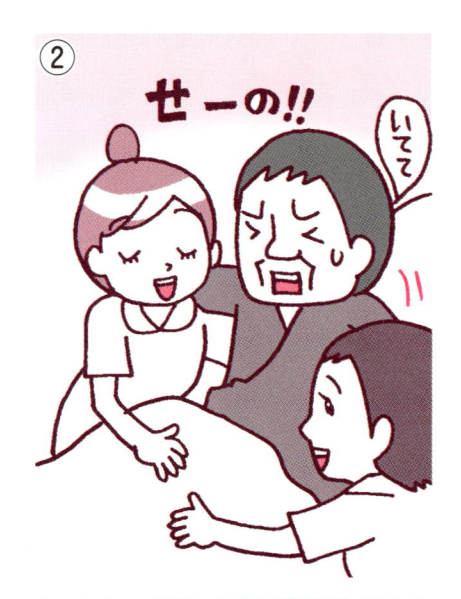

② 車いすまでの移乗の支援を看護補助者とともに実施する

①ゆっくり起き上がれば大丈夫だからと
　看護補助者に任せる

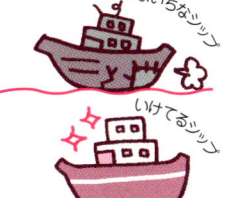

②車いすまでの移乗の支援を看護補助者とともに
　実施する

　2010年3月に、「チーム医療の推進に関する検討会報告書」が厚生労働省から提示され、看護補助者等との効率的な協働に関する検討の必要性が示されました。看護師が専門性を必要とする業務に専念するための業務分担が推進され、看護補助者を看護チームとして効果的に活用することが望まれています。

　看護補助者の業務については、法的な規定はありませんが、医療に関する免許を必要としない業務とされ、看護師の業務と規定されている「診療の補助」と「療養上の世話」はできない[1]といわれています。看護師が実施する「診療の補助」業務は、もちろん看護補助者にはできませんが、「療養上の世話」も、看護の専門的知識による判断が必要とされる日常生活の支援です。

　看護補助者が実施する業務には、専門的な知識による判断がともなわないことを踏まえて協働する必要があります。看護補助者と看護師が看護チームとして協働するためには、互いの役割を明確に理解し、看護補助者が単独で実施できること、看護師とともに実施できること、看護補助者が実施してはいけないことを、看護師が理解してチーム活動を進める必要があります。看護補助者と日常的なコミュニケーションや、チームとしての話し合いの場で情報共有をすることが、協働するための役割尊重と委譲をスムーズにします。

　それでは、メンバーシップ、リーダーシップの視点で看護補助者との協働を考えてみましょう。

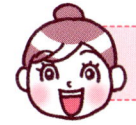

メンバーシップ

　看護補助者が実施できる業務は、基本的にはそれぞれの医療機関において業務基準が示されています。それは、医療機関を利用する患者さんの特性や職員構成によってその責任範囲が変わることや看護補助者の経験値で範囲は変わるといわれているからです。前述したように、看護師の責任範囲である専門的知識を踏まえた看護判断を活用しながら実施する「療養上の世話」は

できませんが、「生活環境に関わる業務」「日常生活に関わる業務」「診療に関わる周辺業務」等は実施できるとされています。

　看護補助者との協働において看護師が発揮する必要のあるメンバーシップは、看護チームにおいて看護補助者がどのような役割をするのかを認識し、そして、業務の責任範囲を把握することから始まります。看護チームで看護補助者との協働を推進するのは、患者さんに対して質の高いケアを提供するためであると理解して、補助者に依頼できる業務と一緒に実施する業務があることを把握していれば、患者さんにとって適切なケアが提供できます。看護補助者が手順を知っているからという理由で、何でも依頼していると、患者さんのケアの質は保たれません。患者さんに直接的に提供する日常生活ケアにおいては、看護師が実施した場合に予測できる危険性や判断する必要のあることを推測して、その判断を補うことのできる方法を考えながら看護補助者に対してケアを依頼する必要があります。

　事例のように、患者さんが痛みを訴えている状況で、看護補助者が不安に感じて看護師に相談してきた場合には、その痛みがどのような痛みなのかを判断する必要があり、また、術後の痛みがある患者さんが離床するための技術には看護判断がともないます。看護補助者の相談に対して、任せるばかりで支援をしないことは「いまいちなシップ」です。患者さんのケアの質を保つために、看護補助者の相談に応じながら看護師としての責任を果たすことが、看護補助者との協働におけるメンバーシップの発揮です。

患者さんが痛みを訴えているのに対応を看護補助者に任せてしまった「いまいちなシップ」の看護師のその後……

　看護補助者がオロオロしていると、そこに運良く看護師長が通りかかりました。状況を説明すると、看護師長は患者さんから痛みの状態を聞きながら、「手術後、腹部に創があって痛みがあるときには起き上がり方にコツがあるんですよ」と看護補助者に聞こえるように患者さんに説明しながら、ゆっくりと起き上がるように説明しました。すると、それまで痛がって起き上がることのできなかった患者さんが、ベッドサイドに座ることができたのです。看護補助者は「看護師ってすごい！」と感激しました。看護師長は続けて、「めまいはないですか？寝ている時間が長いから、起き上がるとめまいがして危ないこともあるんですよ」と、また、看護補助者に聞こえるように患者さんに話しました。

そんなことをしているとき、担当の看護師が通りかかりました。看護師長が看護補助者と患者さんを車いすに移乗させている様子を見ながら「そうか……看護補助者さんにはこんな風に指導すれば良かったんだ」と学び、次回からは一緒にケアをしようと思ったのでした。

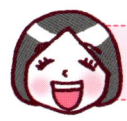

リーダーシップ

　看護補助者と協働する場合、組織としての方針を前提に現場では具体的にはどのようにする必要があるでしょうか。看護補助者が看護師のように系統的な学習をしていないこと、医学的知識がないこと、介護経験や介護職資格の有無によって日常生活技術の習得度に違いがあること、時には、昨日までは医療従事者ではなかった人が、医療現場で働き始める場合もあることを理解しておく必要があります。

　医療現場で看護補助者としての経験があれば、治療をしている患者さんのケアではどのようなことに注意するのか、また、自分自身が医学的知識をもたないことの意味を理解しています。介護現場での経験がある看護補助者の場合には、介護の視点で日常生活支援ができるという強みがあります。しかし、治療中の患者さんに対するケアについては医学的知識がないことによって起こり得る危険性を考えることもできません。そのため、表面的には元気そうに見える患者さんの内部環境の変化をイメージすることができず、患者さんに危害を及ぼす可能性もあります。また、教育の違いによって、医療現場における倫理観が身に付いていません。看護補助者と現場で実際に協働するときには、経験や性格特性なども考えながら協働する具体的な方法について考える必要があります。

　組織において、看護補助者の業務基準や手順書が整備されていたとしても、看護師と同様にその内容が実際にできるかどうかは別の問題です。一緒に患者さんを担当している看護補助者の技術習得状況などを踏まえ、協働する方法について考えることで、看護補助者もメンバーシップを発揮できます。看護補助者のメンバーシップを引き出すことで、患者さんに提供するケアの質を保つリーダーシップが発揮できます。

患者さんの身近なケアスタッフの仲間として看護補助者と協力し合おう

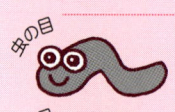

虫の目　看護補助者の役割を知る

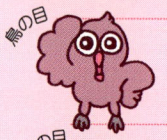

鳥の目　看護補助者個別の特性を理解して協働する

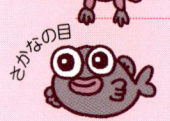

さかなの目　看護補助者と協働できるチームになる

■参考文献
1) 福井トシ子編. 看護補助者活用推進のための看護管理者研修テキスト（平成24年度厚生労働省看護職員確保対策特別事業）. 公益社団法人日本看護協会, 2013.

認知のツボ

「いまいちなシップ」では、看護補助者は看護師に、患者さんの状態を報告しましたが、看護補助者の不安が解消するような対応はしてもらえませんでした。どうしたら良いのかオロオロする、看護補助者の不安な気持ちが手に取るようにわかります。ですが、「いまいちなシップ」の看護師も決して悪気があって対応しなかったのではないと思います。看護師にとっては、当たり前にできるケアだから、それが専門的な知識・技術を要する行為だと認識していなかった可能性があります。看護教育を受け、免許を取得した看護師にとって当たり前にできる看護ケアが、専門教育を受けず、無資格で看護補助業務を行う看護補助者にとっては当たり前ではないことがわかる事例です。

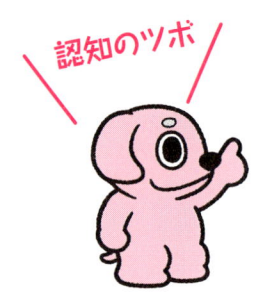

看護補助者は、患者さんの状態がわからず、介護技術も見よう見まねの習得かもしれません。看護師は、協働する看護補助者の不安な思いを理解して、「どのようにサポートしたら助けになるのか」、具体的に聞きフォローしてあげてください。

16 医師とうまく情報共有をするには？
（患者さん情報を伝える際に心がけること）

本日、あなたが担当している患者さんは、70歳代でうっ血性心不全急性増悪の治療をしています。患者さんは左心不全のため、肺うっ血の状態で呼吸困難があり、点滴静脈注射による薬物療法と酸素療法、安静療法を実施しています。バイタルサインは2時間おきに測定することが医師から指示されています。清潔ケアを実施する前にバイタルサインを確認すると、早朝の血圧よりも高くなっていますが、降圧薬を使用する医師の指示までには至っていません。しかし、患者さんの呼吸困難は強く、このまま経過すると血圧はさらに上昇しそうな状態です。

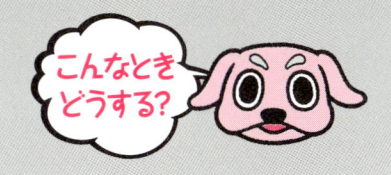

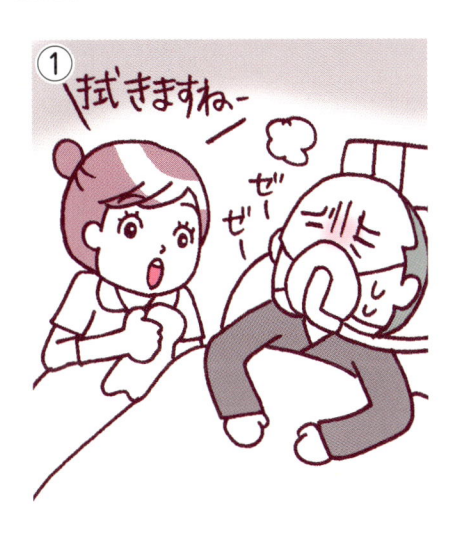

こんなときどうする？

① 計画されている清潔ケアを実施して、2時間後にバイタルサインを測定する

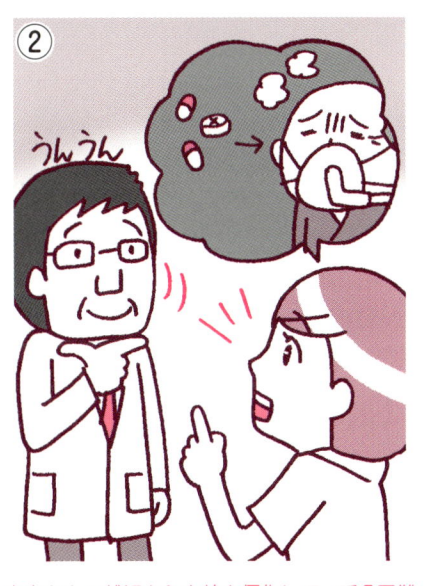

② 患者さんの状況から安静を優先して、呼吸困難を軽減させるための薬物療法を医師と相談する

①計画されている清潔ケアを実施して、2時間後に
　バイタルサインを測定する

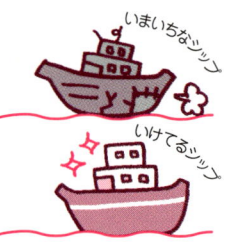

②患者さんの状況から安静を優先して、呼吸困難を
　軽減させるための薬物療法を医師と相談する

　チーム医療とは、「患者さんを中心に、各種の医療専門職が共通の理念を基盤に、それぞれの専門性を活かし、共有した目標に向かって協働して医療を実践すること」[1]といわれています。医師と看護師も、医療チームとして目標達成に向かってそれぞれに専門性を発揮しながら、重なり合う業務を連携して協力していきます。患者さんを中心として、共有した目標に向かって協働する医療チームで活動するときには、情報共有が欠かせません。

　情報共有の手段は、カルテに記載される記録物のほか、個別に情報交換をする場合もあれば、多職種が集まってカンファレンスをする場合もあります。

　それでは、メンバーシップ、リーダーシップの視点で考えてみましょう。

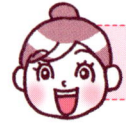

メンバーシップ

1. 疾患の状態や影響される生活をアセスメント

　医師と情報共有をする目的は、患者さんの健康回復あるいは、安楽な死に向かうことを前提とした退院に向けての支援です。患者さんがどのような状態になれば退院できるのか、目標設定を共通認識して情報共有を進めていきます。共有する情報は、医師と看護師それぞれが専門性を発揮するための情報と、重なり合う役割を連携して実施するためのものとがあります。

　看護師が専門性を発揮するのは生活の支援ですが、入院している患者さんの場合、健康問題を抱えています。看護師が健康問題を考える場合、疾患に影響される治療や症状、健康管理の方法や治療が、患者さんの生活にどのように影響するのかをアセスメントしながら関わります。

2. 医師との情報共有で問題に対応

　事例の看護師は、医師が必要とする情報は2時間ごとのバイタルサインと考えているため、患者さんの状態変化を予測しているにもかかわらず、先に看護ケアを実施しようとしています。医師の治療方針は、指示だけで判断するものではなく、なぜその指示が出されているのかを理解する必要があり

ます。医師は、患者さんの変化を知りたいと思っているのでしょう。しかし、指示の理由までことこまかに記載されることはありません。

　また、看護ケアを実施するにあたって、安全・安楽に患者さんのニーズを満たすという考え方から、バイタルサインの観察によって状態の変化をアセスメントして、患者さんの生活支援をするために症状緩和を考える必要があります。患者さんの病状をアセスメントしながら、タイムリーに医師と情報共有して対応せず、決められた業務をこなしていくことを優先する行動は、「いまいちなシップ」です。患者さんにとって必要なことを考えながら、医師と情報共有して、看護の専門性を発揮することがメンバーシップです。

患者さんの状態の変化よりも看護ケアを優先した「いまいちなシップ」の看護師のその後……

　清潔ケアを実施しようと準備をして患者さんのところに行くと、さらに患者さんの状態は変化していました。看護師は「このまま清潔ケアをするのは怖い！」と思い直してリーダーに報告しました。すると、リーダーは患者さんの状態を観察した後、ファウラー位（半座位）にして安静にし、清潔ケアの延期を提案しました。そして、医師と連絡をとり、薬物療法が変更になりました。
　リーダー看護師は「このまま、清潔ケアを実施していたら、患者さんはもっと呼吸状態が悪化して苦しい思いをしていたね。良い判断だったよ」と担当看護師に伝えました。その後、患者さんの状態は安定していき、午後から患者さんの清潔ケアを実施することができました。担当の看護師は「あのとき、報告しておいて良かった！」と胸をなでおろしたのでした。

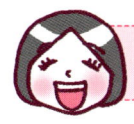

リーダーシップ

医師に対し、的確な情報を適宜提供する

　医師との情報共有における看護師の悩みどころは、医師が忙しく、話をする時間がなかなか確保できないことがあります。看護師は医師のために情報収集しているわけではなく、患者さんの健康問題を解決していくため、24時間患者さんのそばにいることのできない医師と情報共有をします。看護師がもつ情報の提供の仕方を考えることが、医師との協働において発揮するリーダーシップです。いつ、どのように、何を、情報提供する必要があるの

か、それは患者さんに提供される医療のタイミングを、看護師が決定することでもあります。

　看護師は他職種に比べて、患者さんの24時間の情報をより把握していると考えれば、患者さんの詳細な変化を一番知っているといえます。その情報から緊急に対応する必要があるのか、患者さんの状態によってタイミングを見ながら対応する必要があるのかを、看護師が見極める必要があります。そのことが、医師に対して、いつ、何を、どのように情報提供すれば良いのかを決定します。

　看護師が健康問題をもつ患者さんの生活支援をするということは、その問題を理解して、どのような支援が必要か、それを行うタイミングはいつかなど、より効果的な方法を考えることです。チーム医療においては、他職種が必要とする情報を提供することによって、患者さんにとっては必要な医療が受けられ、目標達成につながっていきます。患者さんに必要な医療が提供されることで、看護師と患者さんが共に目指す生活に近づいていきます。

　時には、医師と効果的なコミュニケーションがとれない現場もあるかもしれませんが、看護師は医師との関係性も調整しながら、患者さんの生活を支えるために情報提供をするのだと考えれば、医師とコミュニケーションをとる勇気をもつことができます。どのように医師にアプローチして情報提供すれば、患者さんにとって必要な医療を提供できるのか、その方法を考えていくことが、医師との関係性を踏まえて情報提供をしていくリーダーシップです。

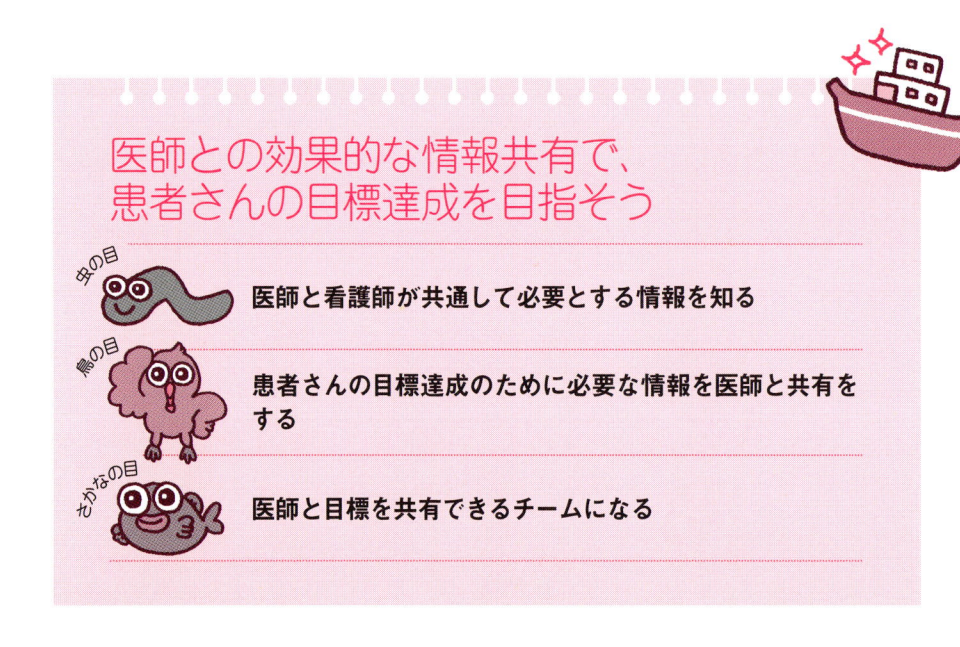

医師との効果的な情報共有で、患者さんの目標達成を目指そう

- **虫の目**　医師と看護師が共通して必要とする情報を知る
- **鳥の目**　患者さんの目標達成のために必要な情報を医師と共有をする
- **さかなの目**　医師と目標を共有できるチームになる

■参考文献
1）川嶋みどり．チーム医療と看護 専門性と主体性への問い．看護の科学社，2011，12．

　経験が浅く、自分に自信がない看護師は、「おや……おかしいな？」と思っても、医師や先輩看護師の指示が正しいと思い込む傾向があります。今回の「いまいちなシップ」の看護師も、その傾向があったのかもしれません。患者さんの状態変化には気づいていましたが、医師の指示にある状態ではなかったので、自信をもって「異常の早期発見」とは思えず、清潔ケアの準備に入りました。

　ケアの準備をして患者さんのところに行き、患者さんの状態変化を見たときの驚きと怖さは想像ができます。ですが、すぐさまリーダーに報告できて良かったですね。先輩看護師たちも、このような体験をして成長してきました。新人だからと諦めず、「おや……おかしいな？」と感じたときは、先輩に「患者さんを看てください」と頼んでください。

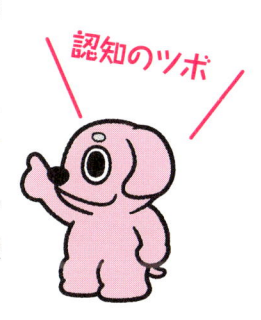

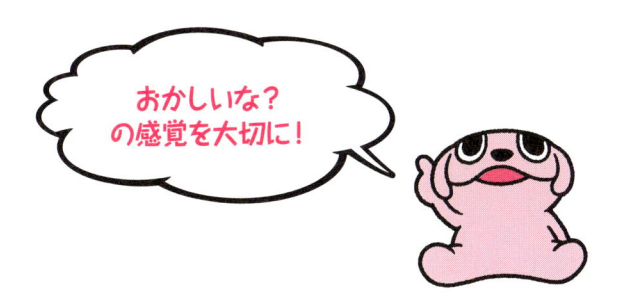

認知のツボ

おかしいな？の感覚を大切に！

17 インシデント・アクシデントが発生したら
（自分がインシデントを起こしたときの心構え）

あなたは患者さんの配薬を間違えてしまいました。幸い患者さんが気づいて、アクシデントにはなりませんでしたが、あなたは、ほかの患者さんから声をかけられて作業を中断してしまい、確認したと思い込んでほかの患者さんに渡してしまったのです。あなたの落ち込みは激しく、インシデントレポートを書くことが嫌で仕方ありません。そして、誰からもインシデントレポートの提出を指示されません。

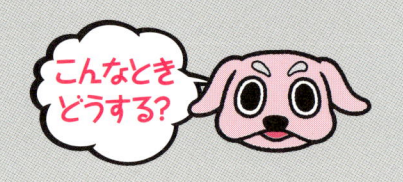

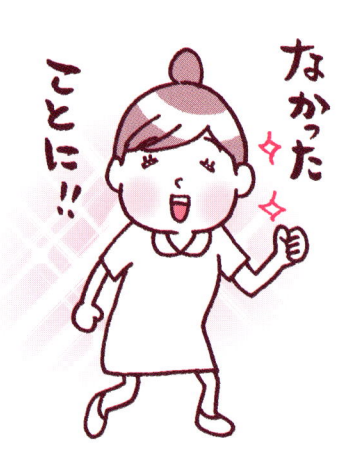

こんなときどうする？

① 誰にも指摘されないのでレポートしない

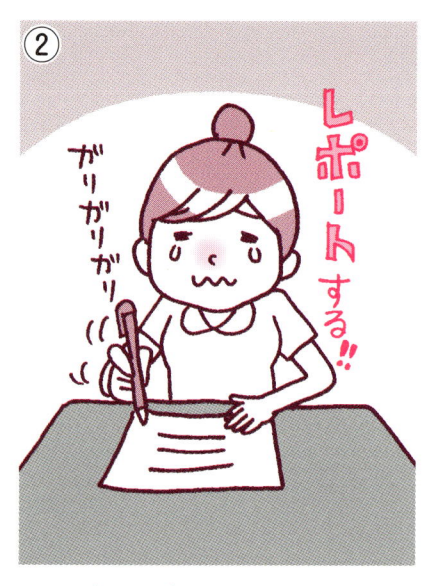

② インシデントレポートは、当日に書く必要があるのでがんばってレポートする

①誰にも指摘されないのでレポートしない

②インシデントレポートは、当日に書く必要があるのでがんばってレポートする

　人は誰でも間違えるという考え方から、医療安全におけるリスクマネジメントは、システム改善の視点で進められてきました。データの蓄積と分析によって、医療安全を確保するための方策を講じています。

　インシデント・アクシデントレポートは、その安全性の確保が難しいと考えられるシステムの洗い出しをするために、医療従事者から収集されています。レポートには、発生した事実、対応内容、発生要因、結果の予測や事実などを記入します。施設によっては記入した医療従事者が考える予防策などもあります。これは、当事者の意見を重要視していると考えられます。医療安全は、医療従事者個別の能力だけで維持することは難しいものです。人は誰でも間違えると考えて、間違えやすいシステムを改善するための方策を看護師自らも考えていく必要があります。

　それでは、メンバーシップ、リーダーシップの視点で考えてみましょう。

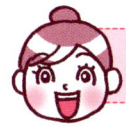

メンバーシップ

　前述したように、インシデント・アクシデントレポートは反省文ではありません。レポートをすることによってわかることがあります。そのときに、どのようなことが起こっていたのか、間違えに影響したと思われることは何かなど、記録することで自分自身の行動を振り返り、今後、何に気を付けて行動すれば良いのかが見えてきます。そうはいっても自分の失敗したことを振り返るのは、少しの勇気と痛みがともないます。自分の行動の振り返りの意味は少し横に置いておいても、システム改善につながるのだと理解して、レポートをしてみましょう。

　インシデント・アクシデントの当事者になったときのメンバーシップは、その事象の影響を考えて対処すること、そして、その間違えが今後起こらないようにするための対策を考えることです。間違えてしまったことのショックは大きいものですが、そういうときこそ、患者さんの安全を確保するためにどう行動する必要があるのかを、優先して考える必要があります。もし、

自分が考えることもできないような心理状態にあると思ったら、すぐに誰かに助けを求めて対応する必要があります。自分自身の行動の後悔は後からでもできますが、患者さんの安全はすぐに行動しなければ守ることができません。インシデントで、患者さんに身体的な影響を及ぼさない状況であっても、患者さんとの信頼関係に影響を及ぼします。そのことで患者さんが医療不信になってしまった場合、その後、患者さんが必要とする治療を受け入れることができなくなる可能性もあります。信頼回復のために行動する必要のあることを考えます。その上で、自分自身の行動を振り返り、今後の対策を考えます。

　事例の、看護師が誰にも指摘されないのでレポートしないということの中には、気分が落ち込むからという理由もあるかもしれませんが、感情的な理由でレポートしないことは、失敗したことを自分の学びに活かすこともできず、組織のシステム改善にもつなげることのできない「いまいちなシップ」です。失敗したときにこそメンバーシップを発揮したいものです。

気持ちが落ち込んでしまうのでインシデントをレポートしなかった「いまいちなシップ」の看護師のその後……

　インシデントレポートを作成しなかったことを誰にも指摘されず、ホッとしていたとき、同じ失敗を繰り返してしまいました。患者さんに薬を配っているときに、患者さんに声をかけられ中断し、ほかの患者さんに配薬してしまったのです。インシデントレポートを作成しながら、対策には「途中でほかの患者さんに声をかけられても、作業を中断させずに一工程が終了してから対応する」と記入している自分にとても後悔をしました。

　「あのとき、きちんと自分の行動を振り返って対策を考えていれば、同じミスを起こすことはなかったのかもしれない」と考えました。その後、配薬ミスはなくなり、インシデントレポートも欠かさず作成するようになりました。

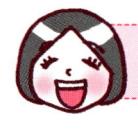

リーダーシップ

　看護現場のインシデント・アクシデントでは、看護師の単純ミスによるヒューマンエラーがよく起こります。ヒューマンエラーは、人間特性である「生理学的特性」「認知的特性」「集団的特性」などによって引き起こされる

といわれています[1)]。「生理学的特性」は、疲労や加齢、サーカディアンリズムも含まれ、注意力や判断力に影響を及ぼします。「認知的特性」は、曖昧な情報の判断や思い込みによって影響を受けます。「集団的特性」は、集団になると手を抜きやすい社会的手抜きといわれる行動や、みんながそうしているから、あるいは、権威のある人に従う権威勾配、そして、間違った意思決定をしやすい集団浅慮などに影響を受けます。このようなヒューマンエラーに対して、ダブルチェックや間違えようのない物品を導入する（バーコード認証など）ことなどによって対策を講じてきました。しかし、それでも単純ミスが起こるのは、人間がその特性によって間違えることが前提にあるからです。

　医療安全において、リーダーシップを発揮するためには、セーフティマネジメントの考え方を強化する必要があります。単純ミスによる間違えに注目するのではなく、「これから、そのミスを起こさないためにはどうしたらよいか」ということに関心を高めることです。しかし、看護の現場では、危険を回避するためのシステムを考えるとき、手順を増やすことや、関わる人を増やすことで改善しようとする場合が多いように思います。ミスが起こるたびに作業工程が増えていくことで、看護師は疲労感が増し、そして、その疲労によって、またヒューマンエラーが引き起こされるという悪循環に陥る可能性があります。

　また、当事者はほかの人が同じ条件でミスをしていないことを考えると、自分のミスの結果、ほかのスタッフを忙しい状況にしてしまったと自分を責める場合があります。システム改善は知恵と工夫によって、スタッフがより働きやすくなる、作業が単純になる方向で実現することが望ましいと考えられます。セーフティマネジメントを大事にするリーダーシップは、看護の知恵と創意工夫の力を活かすことで発揮できます。

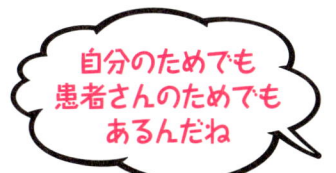

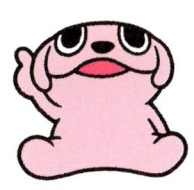

自分のためでも患者さんのためでもあるんだね

患者さんの目標達成のために安全を守るチームになろう

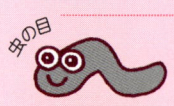

虫の目 自分の行動を振り返るツールとしてインシデントレポートを活用する

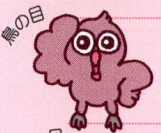

鳥の目 ヒューマンエラーの意味を考えて、セーフティマネジメントを強化する

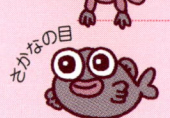

さかなの目 看護の知恵と創意工夫の力を活かして、医療安全を強化できるチームになる

■参考文献
1) 安藤恒三郎監修. 矢野真他ほか著. 実践これからの医療安全学. 株式会社PILAR PRESS（ピラールプレス）. 2015, 19-27.

認知のツボ

　今回の事例の「いまいちなシップ」の看護師のように、誰にもレポートを書くように言われなかったからと、書かずに流した経験はありませんか？「何のために」レポートを書くのでしょうか？「失敗した人は、レポートを書くこと」と指導され、書くことが目的になっていると、レポートを書く人は「失敗した人」とレッテルを貼られます。回避したくなる気持ちもわかります。ですが、今回の事例で、インシデントレポートは誰を助けるために書くのかわかりましたね。「患者さんと自分を助け守る」ためです。そして、レポートを書く人は、「患者さんと自分、仲間を助け守る人」だと、肯定的なレッテルを貼り直してください。

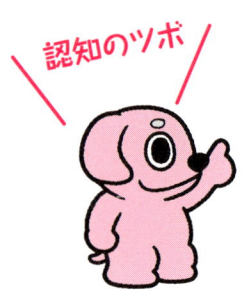

　レポート作成のときは、「良い悪い」の判断は横に置き、事実を映画にして描写（客観的）するように時系列に書きあげてください。いつもはできていたことが、今回なぜうまくいかなかったのか要因が見えて、納得できると思いますよ。

> ステップアップ編

18 カンファレンスで上手に情報伝達するために

今日のカンファレンスでは、本日あなたが担当している患者さんの退院支援について話し合います。患者さんは80歳代の女性で、がんの終末期です。ご本人は最期の時間を家で過ごしたいと希望していますが、ご家族は介護力が足りないことや病状を心配して、介護施設かホスピスへの転院を考えています。あなたはその患者さんを担当することが初めてで、話をしたこともありません。しかし、カンファレンスでは本日の午前中の状況や、検討のための意見交換に参加しなければなりません。

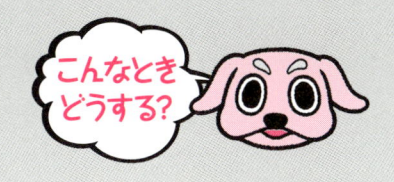

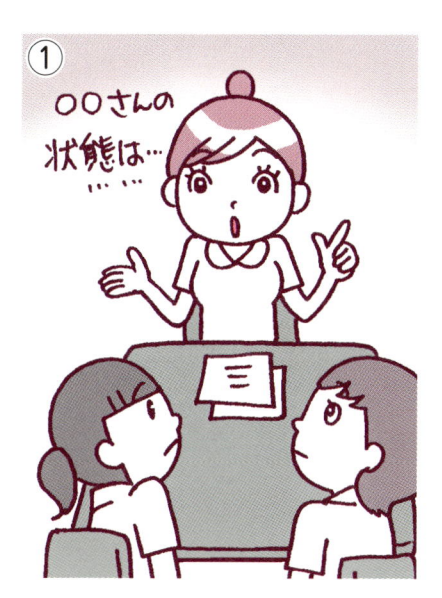

こんなときどうする?

① 初対面で話したこともないので、今日の身体状況だけ情報提供する

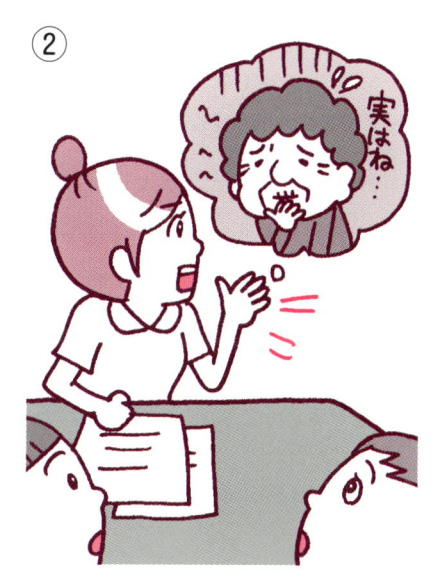

② ケアのときに退院に対しての気持ちを聞いて、カンファレンスでは患者さんの気持ちと自分の意見を伝える

①初対面で話したこともないので、
　今日の身体状況だけ情報提供する

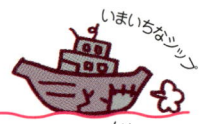

②ケアのときに退院に対しての気持ちを聞いて、カンファレンスでは患者さんの気持ちと自分の意見を伝える

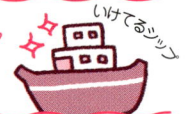

　看護師が行うカンファレンスは「専門職としての確かな情報に基づき、患者さんへのより良いケアを目指して、さまざまな提案およびそれに関連した討議が行われる[1)]」といわれています。その討議が効果的に行われるようにするためには、参加者一人ひとりが主体的に参加する姿勢が必要です。

　看護カンファレンスには、組織の問題を話し合うカンファレンスや患者さんのことを話し合うカンファレンスなどがあります。リーダーが指示をする場になる場合もあれば、患者さんの問題解決のための話し合いの場、知識を深めるための学習の場、報告の場、感情を分かち合う場などの種類があります。また、話し合うテーマやどこを目指して話し合うのか、また、カンファレンス運営者のスキル、そして、メンバーの参加姿勢によって話し合いの成果は異なってきます。参加者が目的を認識して話し合うことで、より効果的なカンファレンスが実施でき、その結果、看護の質が向上して、患者さんに効果的なケアができるようになります。

　それでは、メンバーシップ、リーダーシップの視点でカンファレンスを考えてみましょう。

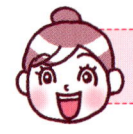

メンバーシップ

　カンファレンスは参加者の情報の量で話し合いの広がりが、参加者のアセスメントや看護観の熟成度で話し合いの深みが変化します。また、参加者の参加態度が大きく影響します。カンファレンスにおけるメンバーシップはどのように発揮できるでしょうか。

　カンファレンスのテーマが事前に提示されている場合、カンファレンスに参加するための準備ができます。朝、あるいは、前日までにカンファレンスのテーマが提示されている場合に、患者さん個別の看護を考えるためのカンファレンスでは、患者さんと関わる機会があればコミュニケーションによってタイムリーな情報が収集できますし、カルテからも情報収集することができます。また、そういった情報をつなぎ合わせながら、テーマに関連する看

護について自分なりの考えをまとめて発言するための準備をします。何の準備もなく、カンファレンスの席についても情報が足りなければ、基本情報から参加者が確認し合わなくては話し合いにまでたどり着きません。また、退院について、苦痛緩和について、家族支援についてなど、患者さんの何を話し合うのかを意識して、必要な情報は何かを考えながら情報収集できれば、参加者がもつ情報を提示し合って、結論が出しやすくなります。また、カンファレンスは、患者さんと関わることのできる時間を使って話し合うのですから、患者さんに還元できる有意義な話し合いでなければ、もったいない時間ばかりが過ぎていきます。

　事例のように、担当する患者さんの「退院支援について」と事前にテーマが明確に提示されているのであれば、患者さん自身が、今、どのように感じているのかを聞くことによって、本人と家族が共に幸せに過ごすことのできる方法を見つけることができるかもしれません。過去の情報だけでは、日によって変わる患者さんの気持ちを理解することができないものです。もしかしたら、昨晩、家族と何か話をしている可能性もあります。カンファレンスに主体的に参加できるように、自分にできることを考えて患者さんと関わることができれば、メンバーシップを発揮できます。

カンファレンスのための情報収集を、十分にできないと思っていた「いまいちなシップ」の看護師のその後……

　患者さんのバイタルサインや症状だけを情報提供しようと思っていました。しかし、バイタルサインの観察のとき、患者さんの「私、家に帰れるかしら……」という、独り言のような言葉を聞いてしまい、看護師は思い切って「ご家族と話し合ったのですか？」と聞いてみました。すると、患者さんは朝から電話をして、家に帰るための準備をしてほしいと家族に話したところ、難しいと言われてしまったと寂しそうに話しました。看護師は患者さんの最期の時間を家で過ごしたいと思っている気持ちを大事にしたいと思いました。

　カンファレンスではその会話について情報提供し、退院するための方法を考えられないかと提案することができました。そして、退院調整看護師と合同カンファレンスを企画することができました。看護師は「患者さんの気持ちに寄り添えると、自分でもこんな提案ができるんだな」と患者さんとのコミュニケーションの大事さを改めて感じたのでした。

リーダーシップ

　カンファレンスに主体的に参加しながら、リーダーシップを発揮するためにはどのように発言すれば良いでしょうか。カンファレンスでは司会だけがリーダーシップを発揮するわけではありません。話し合いの場をコントロールするのではなく、参加者が話しやすい雰囲気を保ったり、ほかの参加者が発言しやすくするのは、参加者として発揮できるリーダーシップです。

　司会者には進行のためのリーダーシップがあり、参加者には情報発信や自分の意見を伝えるためのメンバーシップと同時に、話し合いをスムーズに運ぶためのリーダーシップがあります。最低限、開始時間には席についていること、そして、話し合う患者さんの情報収集と自分の意見を発言できるように準備することによって、メンバーシップを発揮できます。その上で、話し合いの進行では積極的に発言しながら、参加者の情報や意見をよく聞いて、話し合う目的を意識してリーダーシップを発揮します。

　カンファレンスで話し合う場には、「会話」でなく「対話」で話し合うことが必要です。「会話」は話し合うメンバーが同じ考え方をもっていることが前提であることに対して、「対話」はそれぞれに違う意見をもっていることが前提で話し合いを進めていきます。

　「対話」によって、話し合いを深めていくために参加者が発揮できる力があります。それは、①「分析力」で相手の考え方の前提になっている知識や視点から、考え方の道筋を明らかにしていく、②「洞察力」でどのような意見に対しても批判的思考（クリティカルシンキング）で、新たな考えを見つけていく、③「視点力」で、思い込みを打ち破る視点をもつ、④「発問力」で相手からの情報を引き出す、⑤「表出力」で相手の考え方を否定するのではなく、「こういう考え方もできる」という、新たな視点として表現するという5つの力です[2]。

　このような力を発揮できれば、話し合いはさらに意味の深いものになります。特に、「発問力」で相手のもつ情報を引き出したり、看護経験が少ないからこそ思い込みがなく考えることのできる意見、看護経験が長くても、普段からあまり自分の意見を表現しない看護師の意見などを引き出して、多様な意見で検討することができます。

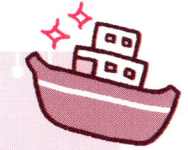

カンファレンスの目的に合わせて情報収集しよう

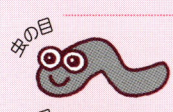

虫の目 カンファレンスで発言するための情報をもつ

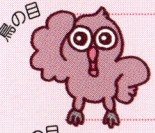

鳥の目 メンバー全員が参加できる発問をする

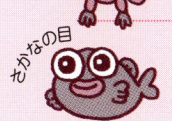

さかなの目 リーダーと共に話し合いを進めるため、協力ができるチームになる

■参考文献
1) 川嶋みどり. 看護カンファレンス. 医学書院, 2008. 9.
2) 堀公俊. チームファシリテーション. 朝日新聞出版. 2010. 98-105.

　複数の人がいる前で、発言することは勇気がいります。①「うまく話せるだろうか?」、②「自分の意見がおかしいと思われないだろうか?」、③「批判されたらどうしよう?」など、心の中でつぶやいた経験はありませんか? このつぶやきは、「内的対話」といい、外に意識が向いていない状態をいいます。内的対話をしている間に、話の内容はどんどん進み、自分が発言しようと思ったときは、次の議題になっていることがあります。

　内的対話でのつぶやきを認知療法でいうと「自動思考」です。上記の「つぶやき」によって、「不安」が生まれ、つぶやいた分だけ不安も増強し、身動きができなくなります。認知の歪み（色眼鏡）では、①、③は「先読みの誤り」です。「先々のことはやってみないとわからない、勝手に悪く予測するのは止めよう!」と言い直してください。②は「心の読み過ぎ」です。「相手の心は確認してみないとわからない、勝手に悪く憶測するのは止めよう!」と言い直し、修正してください。

ヒント　できるだけ内的対話に入らず、「今ここ」に集中し、自分の「ひらめき」を大切にして、発言の経験を重ねてください。

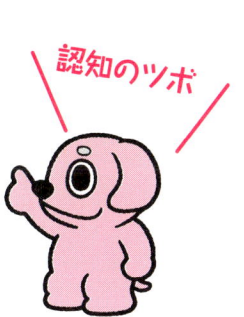

認知のツボ

19 スケジュール管理のすすめ

あなたが受け持っている患者さんは、1週間後に自宅退院の予定です。退院時の看護サマリーは、訪問看護ステーションに提出する予定になっています。これまで、あなたは退院サマリーは2回程度しか作成したことがなく、2～3日を要し、また、リーダーと看護師長からアドバイスをもらって修正していました。自分なりに看護サマリー作成のポイントはわかってきたつもりです。本日は、日勤で急性期の患者さんを担当しており、サマリーの内容をゆっくり考えている時間はありません。

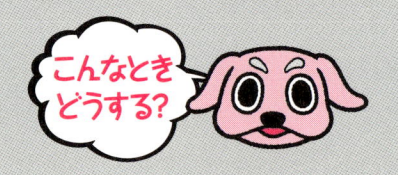

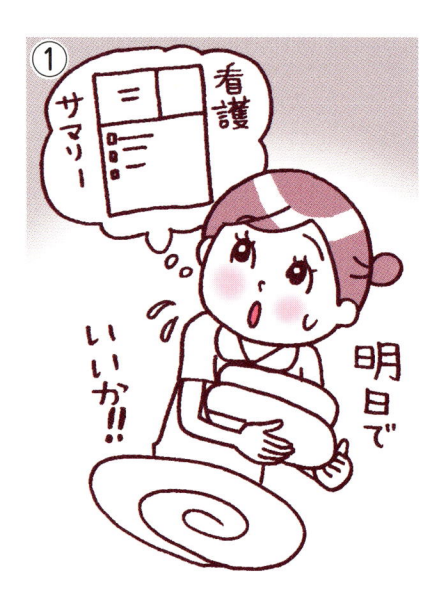

こんなときどうする？

① 1週間の猶予があり、ほかにも仕事が多いので看護サマリーは明日考える

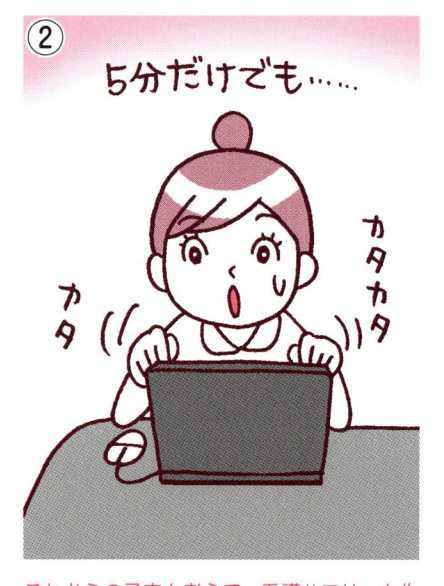

② これからの予定を考えて、看護サマリーを作成する時間を5分だけでも今日からとる

① 1週間の猶予があり、ほかにも仕事が多いので
　看護サマリーは明日考える

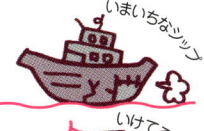

② これからの予定を考えて、看護サマリーを作成する
　時間を5分だけでも今日からとる

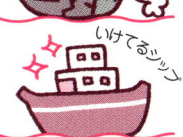

　看護の仕事は、日々進められるルーティン業務と、ある程度の日数を使って進める仕事があります。患者さんの看護計画でも、日々実施するケアと目標設定で、期限までに実施する支援が計画されているのではないかと思います。日常のケアや支援を実施していくとき、目標を意識できれば退院準備へとつながっていくものですが、煩雑な業務の中で強く意識して進めるのはとても難しいことです。

　同時に2つ以上のことを考えることはできません。しかし、整理して1つずつ進めることはできます。マルチタスクといわれる、複数の仕事を同時進行できる技術であっても、一つひとつの仕事は集中して進められるものであり、複数の仕事の作業工程を分解して必要な時間を想定し、スケジュール管理をすることによって実現します。まれにマルチタスクを得意とする、同時に複数のことを考えて作業できる人がいるといわれますが、それは、全人類のうちほんのわずかしかいないそうです。多くの人が、マルチタスクを実現するために、時間管理とスケジュール管理をしながら実現しています。

　それでは、メンバーシップ、リーダーシップの視点で考えてみましょう。

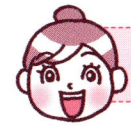

メンバーシップ

　看護師の日常業務は複数の患者を担当して時間管理をします。そのため、同時に複数の仕事をすることが得意な職業であるといえます。看護の現場で働くと、自然にマルチタスクの技術が身に付いているものです。しかし、1日の勤務時間の管理は上手にできても、数日〜数週間、数カ月、1年間で考えて成果を達成する課題を苦手に感じている看護師は多いようです。特に看護師の仕事に対するモチベーションが、患者さんの変化に集中している場合です。長期的な課題が患者さんに提供するケアに関わっていることがわかってはいても、忙しい毎日を考えると、計画的なスケジュール管理で課題達成を考えることは、少しモチベーションが下がってしまうのかもしれません。日々の忙しさを理由にしながら、モチベーションが上がらず、課題を先延ば

しにしてしまい、ギリギリになって何とかなってしまう状況が続いていると、余計に早い時期から質の高いものを仕上げる計画からは逃げたくなってしまうのかもしれません。

　スケジュール表（帳）を活用して、長期的な課題の作業工程を細分化し、いつ何をするのかを考えて進めることができれば、より質の高い成果が得られます。また、計画した通りに進めることができなくても、できなかった工程を、いつ進めるか考える余裕も生まれます。課題を進めるためのスケジュールを考える場合には、逆算していつからスタートするか、着手するタイミングを設定することから始めることがポイントです。いつまでに終了させるのかを見据えて着手をすると、短時間でも着手することによってモチベーションにつながります。このことが習慣化すると、「しなければならない」複数の課題のことがいつも頭の隅にあって、何をしても楽しめない、集中できない生活から解放されます。生活や気持ちにメリハリをつけながらストレスマネジメントにも活かすことができます。

　事例のような、本当は始めた方が良いと思いながらも、忙しいことを理由に先延ばしにして、その先のスケジュールを考えないのは「いまいちなシップ」です。自分の役割を考えながら、より質の高い成果を追求することがメンバーシップを発揮することにつながります。

看護サマリーを明日から着手しようと考えていた「いまいちなシップ」の看護師のその後……

　受け持ちの患者さんの点滴管理のため、患者さんのところに行くと、患者さんから「私、家に帰ってからまた同じ症状が出るかもしれないと思うと心配でしょうがないの。また、病院を受診すれば良いのかな？」と聞かれました。患者さんは、訪問看護を活用することをわかっていても、疾患に対しては病院で対応するものだと思っていたようです。患者さんは、再発に対して不安がありました。
　看護師は「大丈夫ですよ。私が訪問看護師にお手紙を書いておきますから、何でも訪問看護師に相談できますよ」と伝えました。忙しいと思いながらも、看護師は早くそのことを「看護サマリーに書いておかなければ！」という気持ちになり、勤務時間内にサマリーを作成し始めたのでした。

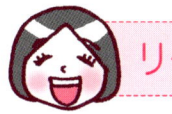

リーダーシップ

　看護師の仕事には、患者さんに直接関わることだけでなく、記録物や患者さんに必要な文書作成、また、組織運営のための役割業務の課題、キャリア開発プログラムや自分自身の学習のための課題など、多くのタスクがあります。患者さんに直接提供されるものでないと、必要性を頭ではわかっていても、そこに要する時間とエネルギーを考えると、何となく「自分がしなければならないのか」「人によって課題の量が違う気がする」など、いろいろな理由を作って逃げたくなる気持ちになります。看護師に課せられる役割や学習課題は、すべて患者さんにつながっている仕事です。長期的な視点で、いずれそのことが患者さんに提供するケアに戻っていくことを意識する必要があります。

　そして、事例のようにスタッフである看護師が仕上げる成果は、必ず上司や役割上のリーダー、チームのメンバーが目を通して、アドバイスをもらいながら修正して最終的に仕上がります。自分の課題だから自分だけで仕上げたもので良いと考えるのは、学生の学び方や成果の出し方です。組織における課題は所属する組織のスタッフとしての成果が求められます。そういったことを踏まえると、誰に意見やアドバイスをもらう必要があるのかを考えながら、その人数や意見をもらうための時間を踏まえて、いつまでに何を提示する必要があるのかを逆算しながらスケジュールを管理していく必要があります。

　また、仕事を分割してスケジュールで管理するときに失敗につながりやすいのは、モチベーションマネジメントが上手にできないときです。計画を立てるのは得意で、いつまでに何をするかを決めることができても、その計画が紙面に残されるだけで、実行されない場合があります。子どものころ、夏休みの初日に学習計画を立案しても実行せずに、最後の1週間で、慌てて宿題をした経験がある人はいませんか？　計画通りに行動しようと思っていたけど、モチベーションが上がらずできない場合があります。計画を立てたことで大満足してしまったのかもしれませんが、それでは計画の意味がありません。

　モチベーションは、自然に湧いてくるものだと思っている人がいますが、実はそれは大間違いです。モチベーションは、待っていれば勝手に突然現れ

るものではなく、自分から迎えに行くものなのだそうです[1]。自分自身で決めたスケジュールの実行力は、モチベーションマネジメントによって支えるためのスキルがあります。

　脳科学的にモチベーションを上げるための方法は、①作業を始める姿勢になること、②始めてからモチベーションが低下してきたときには、場所を変えたり音楽を聞いたり刺激を与えてやり方を変化させること、③ご褒美を考える、というシンプルな3つの方法だそうです[1]。まずは、考え始めて着手するための姿勢（体制作りから始める）になること、そして、同じ作業が続いてモチベーションが下がってきたときには、環境や方法を変えて新たな気持ちを作ること、また、終了後に自分にとってうれしいご褒美を考えることです。モチベーションマネジメントで、組織に所属するスタッフとしての質の高い成果を出すために、効果的なスケジュール管理をすることでリーダーシップが発揮できます。

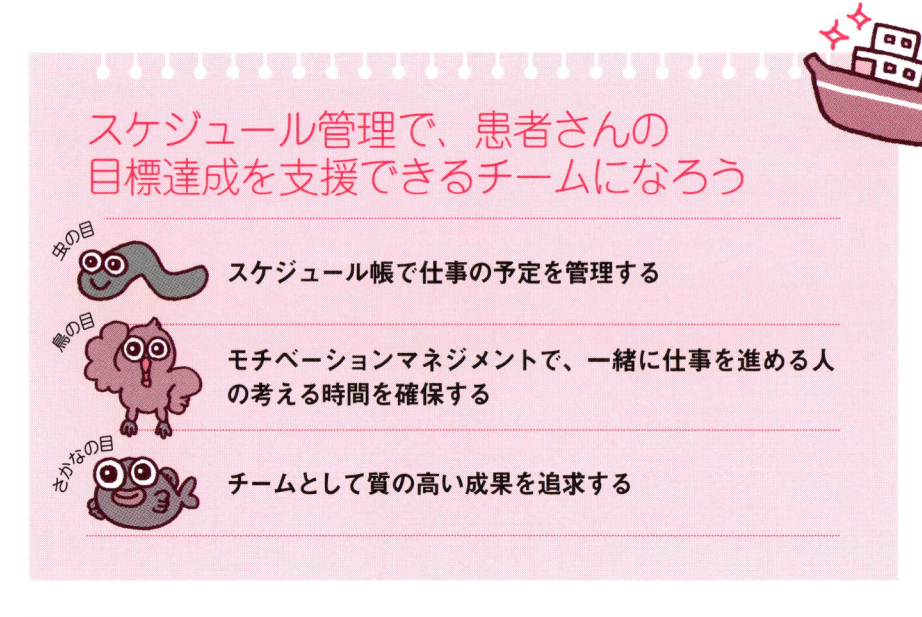

スケジュール管理で、患者さんの目標達成を支援できるチームになろう

- 虫の目　スケジュール帳で仕事の予定を管理する
- 鳥の目　モチベーションマネジメントで、一緒に仕事を進める人の考える時間を確保する
- さかなの目　チームとして質の高い成果を追求する

■参考文献
1）上大岡トメほか. のうだまーやる気の秘密. 幻冬舎, 2008. 159p.

緊急入院や急変などが発生すると、優先順位が変わり、計画通りに進まないのが臨床現場です。やらなければならないことは十分にわかっていても、自信がない業務は、ついつい後回しにすることもあります。それでも「いまいちなシップ」の看護師も、柔軟に対応することができました。業務の忙しさは変わらないのに、どうしてサマリーの作成に着手できたのでしょうか？

　それは、患者さんの不安な気持ちを知り、いつでも相談できるように「訪問看護師にお手紙を書いておく」と約束しました。この看護師は「患者さんとの約束は守るべき」「人の役に立つ存在でありたい」を信条にもち、「信頼関係」を大切にしている看護師だとわかる行動をとっています。

ヒント　自分が何を大切にしているのか、信念や価値観を考えておきましょう。自分の行動の源がわかり、自分を知るチャンスになりますよ。

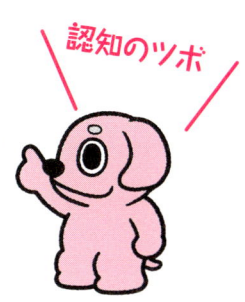

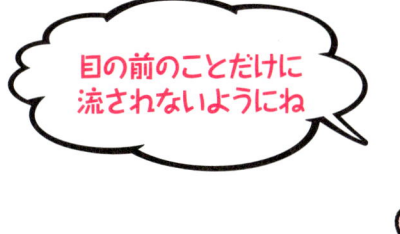

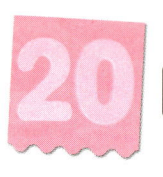

20 目標管理は何のため？

あなたの病院は目標管理システムを導入しています。あなたは、今後の自分の課題は「積極的に役割活動すること」と考えていました。看護師長との面接では、報告・連絡・相談が上手にできていると、ポジティブフィードバックをもらうことができました。そして、「今年は看護研究に取り組んではどうか」と看護師長から提案され、チャレンジするか検討中です。看護研究は論文で文章をうまく表現できず、自信がもてません。もし、チャレンジすることになれば、看護研究活動について個人目標を立案して提出することになっています。

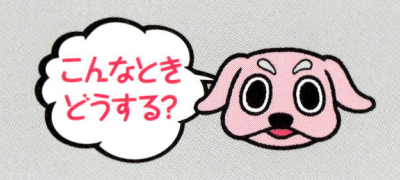

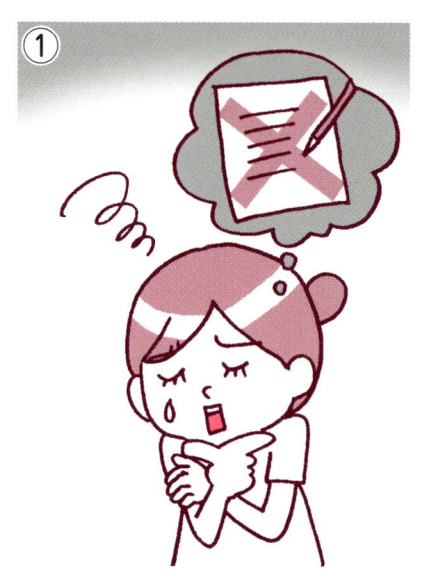

こんなときどうする？

① 研究はしてみたいけど、文章表現に自信がないので断る

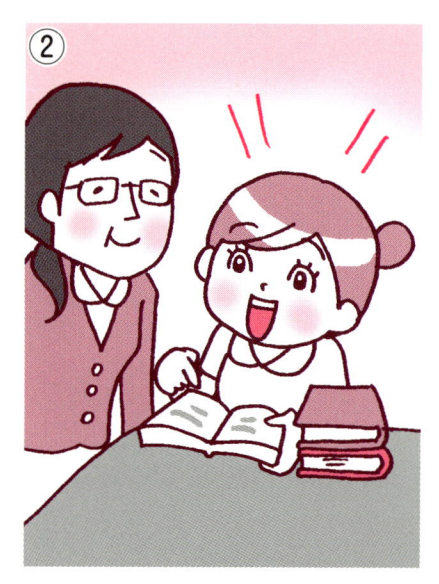

② 文章表現は自信がないけど、看護師長に相談しながら研究にチャレンジする

①研究はしてみたいけど、文章表現に自信がないので断る

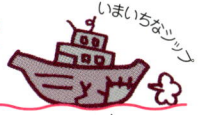

②文章表現は自信がないけど、看護師長に相談しながら研究にチャレンジする

　目標管理における個人目標は、自分がチャレンジしたいことを考えること、そして、そのチャレンジしたいことが組織の目標とつながり、自分がチャレンジした結果で、組織の目標を達成できることが重要です。目標管理については「トップダウンによるノルマ管理制度」でもなければ、「スタッフ中心のボトムアップ制度」でもなく、その両方が組み合わさったシステム[1]といわれています。日頃から、メンバーシップ、リーダーシップの考え方が身に付いていて、日常の仕事と組織の理念や目標の達成につながる活動をしていれば、自然と自分がチャレンジしたいことと組織の目標はつながってくるものです。組織の一員としてメンバーシップを発揮できることは何か、リーダーシップを発揮できることは何か、そして、組織から期待されていることは何かを考えながら、自分のチャレンジしたいことを組み合わせて、できることを考えていく必要があります。

　それでは、メンバーシップ、リーダーシップの視点で考えてみましょう。

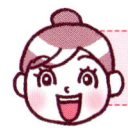

メンバーシップ

　看護師は自己研鑽（けんさん）を継続していく職業です。目標管理は、看護師として成長し続けるための自己研鑽を明確に表現して目標設定し、1年かけて継続的に取り組んでいくためのツールです。目標管理では目標設定が重要です。どのような目標を設定したかによって、1年間のモチベーションや学ぶことのできる内容が変わります。では、どのように目標を設定すれば良いのでしょうか。

　まずは、昨年度の振り返りによる自己評価と、先輩看護師や看護師長の自分に対するフィードバックを踏まえて、自分自身の課題を見つけます。ここまでは、誰でも考えたことがあると思います。看護師は問題解決思考を訓練されているため、自分自身の問題点やできないことを考えることは容易にできる場合が多いかもしれません。しかし、ネガティブな部分だけに注目していると、できない自分ばかりを意識することになり楽しく仕事ができません。そこで、自分にとって楽しいことや、やりがいを感じること、できると

考えている自分のもつスキルのステップアップも一緒に考えてみます。

　組織目標とのすり合わせを考えるためのポイントは、自分自身がチャレンジしたいことの結果や成果物を考えるのではなく、プロセスとしてのスキルアップを考えることが重要です。例えば、事例のような看護研究ではそのプロセスに必要なスキルである、報告・連絡・相談を自分の強みとしてポジティブフィードバックをもらっています。文書作成は苦手でも、さらに相談のスキルを活かしてスキルアップしていくことができます。例えば、自分が取り組みたい役割を先にイメージするのであれば、その役割をしたいのはなぜかを考えれば、役割遂行のプロセスで、何にチャレンジしたいと思っているのかを明確にできます。成果は変わっても、自分のチャレンジしたいことを実現できます。

　課題に対して自信がないからと諦めてしまうのは「いまいちなシップ」です。自分の強みを活かしながら組織貢献にチャレンジすることで看護師として成長できるメンバーシップが発揮できます。

看護研究の課題を断りたいと思っていた「いまいちなシップ」の看護師のその後……

　看護研究を断りたいと思いながら、年度の個人目標が明確にできずに日々が過ぎてしまい、看護師長との面接の日になりました。目標が明確にできていない状態で面接をしなければなりません。

　看護師長には、素直に学生時代の看護研究の経験から、文章に自信がないことを伝えました。すると看護師長は「看護研究は研究的な視点から看護の質を上げるために実施するのよ。研究手法で目標達成を考えてほしい。そのプロセスが結果的に看護師のスキルアップや学びにつながるわけだけど、あなたの問題意識や疑問に思うことを追及して調べようとする態度はみんなが認めている。自信をもってチャレンジしてほしい」と言われました。そして、「あなたは、報告・連絡・相談が上手にできるじゃない。困ったときに相談することができるから、安心して課題にできたのよ。困ったときには相談して、支援してくれる先輩もついているのだから、チャレンジしてみなさい！」と、背中を押されました。

　「もしかして褒められているのかな？」と少し照れくさい気持ちになりましたが、みんなが助けてくれると信じて看護研究にチャレンジする気持ちになり、目標も看護研究活動を焦点に、病棟の年度目標を踏まえて看護師長と相談しながら立案することができました。

リーダーシップ

　組織目標を達成するチームの一員として考える必要のあることは、その集団の役割分担です。組織の目標を達成するためのチームとして、自分自身の立ち位置や役割を考えることができれば、自然と自分の課題が見えてきます。仕事は自分がしたいことだけができるわけではありません。チームでリーダーシップを発揮することは、その集団が目標としている成果に対して、何を貢献できるのかを自分自身で考える必要があります。

　集団の中での立ち位置を考えるとき、看護師として手がかりにすることが多いのは、「看護師経験の長さ」が多いのではないでしょうか。「私は1年目だから、先輩のアドバイスを聞きながら早く一人前になることが課題」「3年目でリーダーの役割をクリアしなければ」などと考えることはありませんか？　また、キャリア開発ラダーやクリニカル・ラダーが導入されて、看護師の意識に定着している職場では「私はラダーレベルⅡだから、組織の目標達成のこの部分を考えなければ」といった、ラダーの段階に合わせて職場の役割や課題が見える場合もあります。

　さらに、職場の人間関係の中での立ち位置も考えるかもしれません。実は、組織における役割を考えるとき、経験年数やラダーレベルなどの明確な部分に影響しやすいのが職場の人間関係です。人間関係は個別のコミュニケーションに現れ、そのことが立ち位置に大きく影響する場合があります。それがインフォーマル・コミュニケーションです。インフォーマル・コミュニケーションは職場の役割から離れ、個人としてのコミュニケーションによって作られる関係です。仕事というのは、フォーマルなコミュニケーションや役割によって成り立っています。プライベートや個人的に仲が良い、あるいは、ギクシャクしている関係性からは切り離して考える必要がありますが、そのことを看護師自身が強く意識しないと、自分の立ち位置を見誤る可能性があります。役割を考えるときに、「好きだから」「嫌いだから」などの感情が影響して考えていないかを、自分の中で問い直す必要があります。自分自身の立ち位置を考えるときには、組織の構成メンバー全体の中で自分がどのような役割を期待されているのか、他者に意見をもらいつつ自分自身も考えながら、自分にとっての課題は何か、期待されている役割行動はどういうものであるかを見定めていくことで、リーダーシップが発揮できます。

組織で取り組む目標管理で看護の質を上げよう！

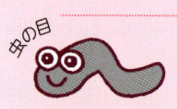

虫の目 自分の強みと課題を意識して看護師として成長する

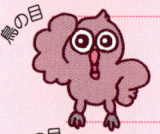

鳥の目 組織における自分の立ち位置と期待される役割を知る

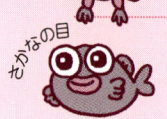

さかなの目 チームの目標達成に向かう役割遂行ができるチーム作りをする

■参考文献
1) 原令子. スタッフのやる気を引き出す目標管理の実践 評価ワークブック. 日本看護協会出版会. 2013, 62.

　苦手に感じていることを、しなければならないと思うとおっくうになりますよね。今回の事例は、学生時代の体験が苦手意識をもたせています。うまく文章表現できず、苦労するだろうと過去の体験を未来に当てはめ、「先読みの誤り」の色眼鏡をかけています。

　うまくできるようになるために、学習のプロセスを「学習の4段階」で考えると、①無意識的無能：看護研究をやったことがないからできない、②意識的無能：看護研究をやってみたがうまくできない、③意識的有能：これまでの学習を活かして意識的に能力を活用すればできる、④無意識的有能：意識せずにできる、となります。

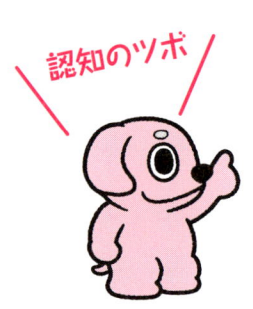

認知のツボ

　学習していく上で、②の意識的無能の段階が一番ハードだといわれています。しかし、収穫は一番多い段階です。ですから、著者は今、②意識的無能の段階にいるあなたに「おめでとう、ここが一番成長できるところですよ」と伝えたいと思いました。

ヒント どんな達人も、この段階を踏んできました。達人への階段にチャレンジしてください。

21 自分自身を評価する・他者評価を受け取るときの心構え

あなたは休憩中に先輩と一緒に昼食をとっていたところ、先輩が「患者さんの気持ちに共感しながら話を聴くのが上手だよね。相手が話しやすいようにコミュニケーションをとっていて良いね」と言ってくれました。実は、あなたは仕事の進め方が遅く、時間管理を課題にしており、プリセプターからも時間外まで仕事が延長していることに対して指導されていました。自分では、患者さんとのコミュニケーションの時間が長すぎることをどうにかしたいと思っていたので、先輩からの思いがけないフィードバックに困惑してしまいました。

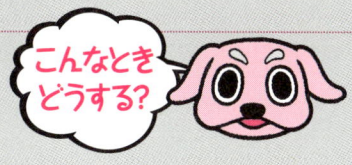

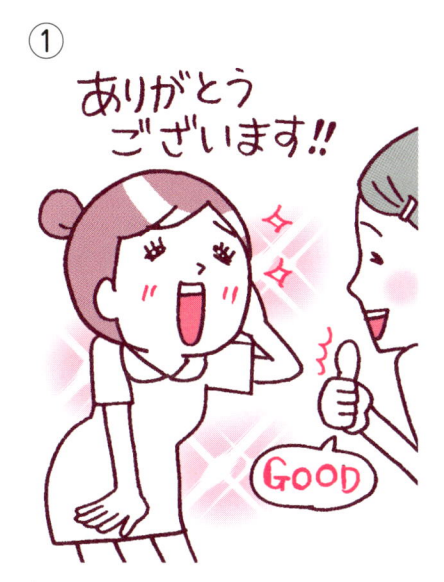

こんなとき どうする?

① 自分の課題と逆のことを言われたと感じたが、うれしい気持ちもあり、「ありがとうございます」と笑顔で答えるに留める

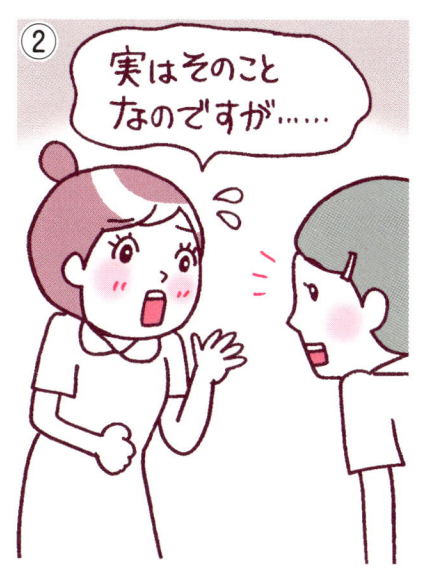

② 自分の課題と逆のことを言われているので、思い切ってこの先輩に自分の課題について相談してみる

①自分の課題と逆のことを言われたと感じたが、うれしい気持ちもあり、「ありがとうございます」と笑顔で答えるに留める

②自分の課題と逆のことを言われているので、思い切ってこの先輩に自分の課題について相談してみる

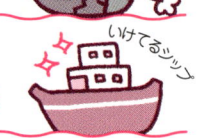

　評価は何のためにするのでしょうか。学生のころの評価は、単位修得のために必ず合格点をとることに意味がありました。しかし、社会に出てからは自分自身の成長のために評価をします。明確な点数が出るような評価もありますが、多くは社会人として、あるいは看護実践の能力評価として点数ではなく、「できるようになったこと」「まだできないこと」を見極めていきます。誰かと比較するためではなく、自分自身がこれからどちらの方向に向かって学んでいくのかを見定める瞬間、あるいはプロセスです。

　仕事をしている個人として成長のきっかけには、自分自身を見定める瞬間としての「自分の過去を問い直す」「自分のあり方を検証する」「自分を鍛えていく」という3つの機能があるといわれます[1]。自分はどのような看護師であるかを考えるきっかけを与えてくれる出来事が、まさに評価の瞬間です。面接や目標達成度、チェックリストに記入するというような形式的なシステムとしての評価は、自己を知る瞬間の積み重ねのプロセスの総括になります。

　それでは、メンバーシップ、リーダーシップの視点で考えてみましょう。

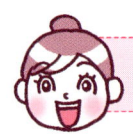

メンバーシップ

　チームや組織の一員として評価をすることの意味は、行動を振り返り、あり方として行動基準と照らし合わせること、そして、課題を見出すことによって、チームや組織の目標達成に貢献できる能力を養うことです。日常の業務を目標達成のために進めながらも、個人としての能力を高めることがメンバーシップを発揮することになります。

　行動を振り返るとき、その結果として影響を及ぼすことはさまざまです。1つの側面から見れば何かを犠牲にし、一方では、すばらしく良い結果を生んでいる行動があります。自分に対してフィードバックをしてくれるチームメンバーは、フィードバックをする目的によって、多様な側面から行動を評

価しています。目標達成を促進する支援者として、一緒に働く仲間として、関係作りのプロセスとしてなど、さまざまな目的によって何を伝えてくれるかは相手により異なりますが、そのすべてが関係性の真実であるといえます。自分の課題に対して行動を修正しようとしているとき、その行動がどのような意味があるのか、そして、大事にしたいことは何かを自分自身で問い直しながら修正する方法を検討することは、自分自身の成長する可能性を信じるために重要です。

　事例の看護師は、先輩が自分の課題とは逆の評価を言ってくれたフィードバックに対して、単純にうれしいと喜んでいるだけの「いまいちなシップ」です。自分にとってうれしい評価を伝えてくれるメンバーが自分に何を伝えてくれようとしているのかを考えながら、自分自身の課題について考えることが重要です。さらに、課題解決に向けて検討するにあたって、いろいろな価値観やものの見方でフィードバックしてくれる、さまざまなチームメンバーの言葉を受け取る必要があります。課題を解決するための方法を考え、時にはいろいろな先輩に相談してアドバイスをもらいながら、自分自身の課題と成長の方向性を考えていくことでメンバーシップを発揮できます。

先輩に褒めてもらっているのに、上手に受け取れなかった「いまいちなシップ」の看護師のその後……

　先輩からうれしい評価をもらった看護師は、同じ行動をしているのにどうしてこの先輩は褒めてくれたのだろうと不思議に思いました。そして、プリセプターから課せられている課題に悩んでいることも相談してみたい気持ちになり、勇気を出して相談してみることにしました。すると先輩看護師は、「時間管理は難しいよね。でも、患者さんが話したいと思うときに看護師が聴ける時間がないと、患者さんは勇気を出して話そうとしたことを、また胸の中に収めてしまう。時間を気にしながらも患者さんの話を聴こうとするあなたは、良い看護師になると私は思う。だからこそ、単純に何かを省略するような考え方はしてほしくないな」と話してくれました。

　時間管理をするために、患者さんの話をいかに早く終わらせるかということや、話したがる患者さんにつかまらないようにすることばかり考えていた看護師は、「こんな風に思ってくれる先輩がいたんだ」と知ってうれしく思いました。そして、時間管理の方法をもう一度、自分で検討しようと思ったのでした。

リーダーシップ

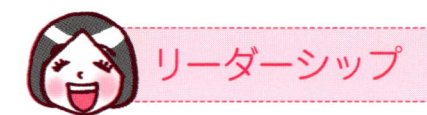

　評価は他者からの評価だけでなく、自己評価が重要です。自分自身ができると思うこと、できないと思うこと、課題と考えていることは、成長のためのモチベーションになります。他者からフィードバックを受けた内容を理解して、自分自身の認識と一致しなければ、自分が成長するために行動するモチベーションは持続しません。それは、評価してくれる対象に認められるための行動になるからです。他者から見た自分と、自分が認識している自分が一致しないことがあるのは普通のことです。それは、自分しか知らない自分や他者からしか見えない自分が存在するからです。他者から見える自分を自分の認識に取り込み、自己の認識を拡大していくことによって適正な自己評価が実現していきます。

　1つの行動に対して、他者と自分の評価がずれる場合に、自分自身はできていると思っているにもかかわらず、相手からはできていないと評価されることがありませんか？　あるいは、自分はできていないと思っているのに、他者からはできていると評価されることです。そこに、評価基準のズレがあることに気づく必要があります。「できている」と評価するための条件が、両者の間で一致しているかを確認する必要があります。自分はできていると思っていることに対して、相手とズレが生じている場合には、行動のあり方に対する自己認識をさらに高めることのできるチャンスです。自分ができていないと思うことに対して、他者との認識のズレがある場合、そこには評価してくれる人から、あなたに伝えたいメッセージがあるのかもしれません。

　自分では見えていない、自分を知っている他者からのフィードバックを受け取ることは、自己拡大のために成長できるチャンスと考えることができます。さらに、行動を評価するときには「良い」「悪い」の価値判断ではなく、自分自身の行動にはどのような意味があるのかを考える必要があります。数値では評価できない自分の行動が、自分自身やチームにとってどのような意味があるのかを見出すことは、働き方やチームメンバーとしての行動を考える手がかりになります。他者から求められ、期待される行動とともに自己認識を高めていくことが、適正な自己評価を導き、成長に対するモチベーションを維持できる、自分自身の行動に対して発揮するリーダーシップです。

評価の意味を知って、自分自身の成長とチームの目標達成に活用する

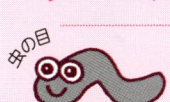

虫の目 他者からのフィードバックを上手に受け取る

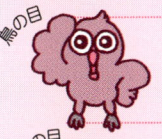

鳥の目 適正な自己評価によって、成長するためのモチベーションを維持する

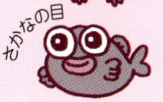

さかなの目 他者評価と自己評価のズレを、自己成長に活かす

■参考文献
1）金井壽宏編著．会社と個人を元気にするキャリア・カウンセリング．日本経済新聞社，2003，126-161．

　この事例のように、同じ行動をしているのに相手によって評価が違うことはよくあります。評価される側は、どちらの評価を信じたら良いのか困惑しますね。ですが、実はどちらの評価も正解です。ただ、評価する側の価値観によって優先順位が変わってきます。他者評価の基準は、評価者に聞いてみないとわかりません。

　また、同じ行動なのに否定的な評価をした側の人を、嫌な人だと思うことがあります。人の行動を見ていく前提に、「どんな行動にも、肯定的な意図がある」というものがあります。否定的な評価をした先輩にも、新人に「成長してほしい」という肯定的な意図があるはずですよ。

ヒント 苦手な人を作ると自分が苦しくなります。勇気を出して、答えをもっている「相手に確認」しましょう。

　次に、自己肯定していない人は、他者から褒められても素直に受け取れません。これは「マイナス化思考」の色眼鏡をかけていると考えられます。自分がどう思おうとも、相手が褒めていることを否定し却下する必要はありません。「この人がそう思うのだ」と素直に受け取りましょう。

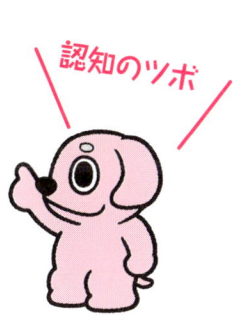

認知のツボ

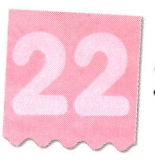

22 初めて後輩が入職したら……

あなたは入職後 1 年が終了して、2 年目の看護師になりました。あなたは、2 年目になったプレッシャーを感じつつ、新たな新人看護師が入職してくることで、今までのようには先輩たちに助けてもらうことはできないと不安に思いながらも、自分で学んでいかなければと考えています。ある日、あなたの病棟に配属された新人看護師が、ウロウロしながら困った顔をしている様子に気づきました。しかし、あなたも自分の仕事を抱えて時間に追われながら業務を進めています。

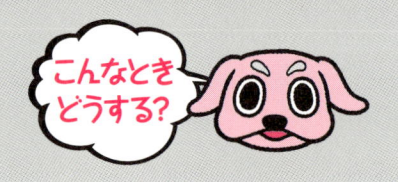

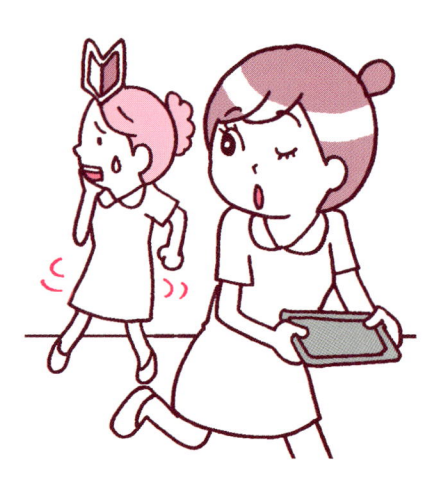

こんなときどうする？

① 新人にはプリセプターがついているはずなので、余計なおせっかいをしないようにする

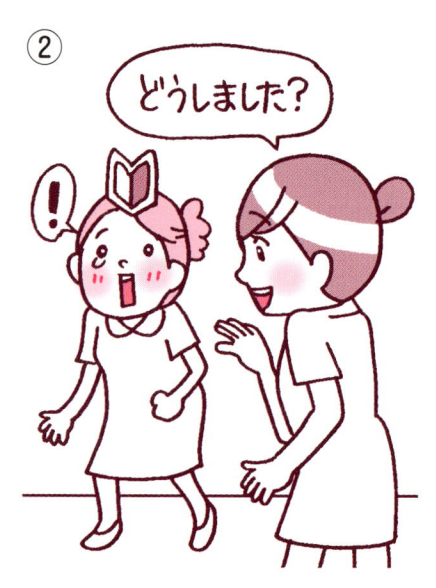

② 自分のわかる範囲で支援できるように声をかける

① 新人にはプリセプターがついているはずなので、余計なおせっかいをしないようにする

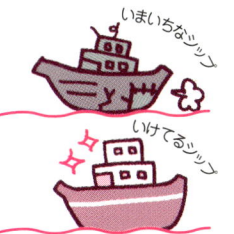

② 自分のわかる範囲で支援できるように声をかける

　看護師は入職して1年目が終了すると、2年目のステップアップ課題に取り組み始めます。1年目の基本的な技術を身に付ける学習をはじめ、急性期病棟に勤務している場合には、患者さんにとって身体侵襲度の高い技術、重症度の高い患者さんの看護、慢性期や回復期病棟に勤務している場合には、複雑な家族背景の患者さんや指導が難しい患者さんなど、知識の追加や応用が必要な看護に取り組んで学んでいきます。

　1年目は、自分のことだけに集中して学ぶことができました。しかし、2年目には自分よりも経験がない後輩が職場内で働いています。自分が2年目になってみると、1年目の頃に感じていた2年目の先輩の知識や技術には程遠い気持ちになるかもしれません。しかし、そんな気持ちは職場では繰り返されるものです。新人看護師から見れば、自分が1年目に2年目の先輩に対して抱いていた尊敬の気持ちを同じように感じるものです。

　それでは、メンバーシップ、リーダーシップの視点で考えてみましょう。

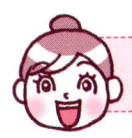

メンバーシップ

　新卒新人看護師が入職してきたら、2年目の看護師は新人看護師からは先輩として認識されます。新人看護師は、何もかもが不安でわからないことだらけです。組織やチームに新たなメンバーが配置されたときには、ほかのチームメンバーはメンバーシップを発揮して協力して仕事を進めていきます。特に2年目の看護師は、新人看護師の不安に思う気持ちや戸惑い、わからないことがわからない感覚をつい最近まで感じながら仕事をしていたのですから、一番身近に感じることができます。勤務年数が長くなるほど、その感覚は薄れ、新人が何を支援してほしいと思っているかを忘れていきます。

　2年目の看護師だからこそ、支援できることがあると自覚して協力できることを考えてみましょう。指導することや看護を教えることができなくても、物の場所や情報収集の方法など、アドバイスできることは沢山あります。また、自分が新人看護師であった頃、先輩にどんなときにどんなふうに言葉

をかけてもらえたらうれしいと感じたのか、助けられたと感じた経験などを思い出しながら支援することができます。

　本書で解説してきた、メンバーシップが身に付いていないのが新人です。自分からあいさつすることや先輩たちとの人間関係作り、上手に報告するポイント、相談するためのスキルなど、2年目の看護師が1年目で身に付けてきたメンバーシップを発揮することができない新人の気持ちを想像しながら、自分がどのようにその課題を達成してきたのかを考えれば、支援できることを見つけることができます。新人看護師があいさつできないときには、先輩から明るく元気にあいさつして一緒に仕事をするためのスタートを切り、自分から声をかけることのできない新人に積極的に話しかけ、困っていることや不安なことがないかを、2年目の立場で聞くことができます。

　事例のように、困っている新人看護師の様子を認識しているのにもかかわらず、声をかけないことは「いまいちなシップ」です。ですがそれは、もしかしたら指導を担当しているプリセプターに遠慮している可能性もあります。余計なことをしては、何か指導の邪魔になるかもしれないという気持ちがあるかもしれません。しかし、先輩から声をかけられたときに、助けを求めるかどうかは新人自身が判断して選択するものです。

　職場においては、周囲のスタッフとの関係性や役割分担を考えながら、気づいていることがあっても行動するまでに至らないこともあります。そういったことの積み重ねが、全体に働きづらくなる雰囲気を作り出している現場があります。

　メンバーシップを発揮することは、互いに気づいた部分に関わりながら協力していくことでもあります。新人看護師を支援する場面では、自分から先輩看護師に声をかけることもできない緊張感や不安感を理解して、先輩看護師としてできる支援をすることがメンバーシップを発揮することです。

どうなる？

新人の支援はプリセプターがするものだと思っていた「いまいちなシップ」の看護師のその後……

　新人看護師は、先輩に酸素マスクをもってくるように指示されていましたが、どこにあるのかわからずウロウロしていました。配置されたときのオリエンテーションで教えてもらいましたが、まだ、すべての物の場所を把握することはでき

なかったのです。通りかかった先輩看護師は、プリセプターがどうにかするだろうと思っていましたが、通り過ぎようとするとき、新人看護師から声をかけられました。「すみません。酸素マスクってどこにありますか？」。声をかけられた看護師は「なんだ、そんなことか」と思いながら収納場所を教えてあげました。新人看護師から「ありがとうございます！」と満面の笑みでお礼を言われ、「すぐに声をかけてあげれば良かった。そういえば、酸素マスクは私も初めの頃によく探したっけ」と思い出し笑いをしました。

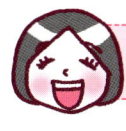

リーダーシップ

　新人看護師が成長することは、チームにとって目標達成のために必要です。一緒に看護ができる仲間として協力し合える関係作りがチーム力を高めます。そのために、チームが全員で新人看護師をそれぞれの立場で支援していく必要があります。プリセプターだけが新人看護師を支援するのではなく、チームメンバー全員ができる支援をすることでチーム力を高めていきます。

　2年目の看護師はまだ、自分自身のことに精一杯で新人看護師がどんな状況にいるのかを知るのは難しく、支援してほしいと思うことを察して、タイミング良く支援することの難しさは2年目になって理解できることも多いのではないでしょうか。新人看護師を支援するために必要な情報を得るためには、プリセプターが提供する新人看護師の情報を認識すること、そして、自分から見て新人看護師がどのように働いているのかを観察することです。自分自身も集中して学んだり、仕事を遂行しなければならない状況のときに、新人看護師の支援を優先する必要はありませんが、仕事の合間に一息ついたときや昼の休憩時間、勤務終了後など、新人看護師の様子を観察したり、声をかけるタイミングはあります。

　2年目のあなたが新人看護師だったときに、先輩にどんなふうに声をかけてほしいと思っていましたか？　どんなことを話しかけてほしいと思っていましたか？　そんなことを思い出しながら、新人看護師に関わることができると、チームメンバーとして新人看護師を支援するためのリーダーシップを発揮することができます。

先輩としてできることを支援しよう

虫の目 自分の入職したときを思い出しながら、できることを支援する

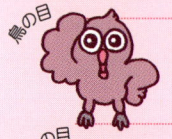

鳥の目 新人看護師の不安や困り事に対して積極的に支援する

さかなの目 新人看護師を職場の仲間としてチームメンバーに迎える

■参考文献
1) 厚生労働省. 新人看護職員研修ガイドライン改訂版. 2014, 3.

　この事例の「いまいちなシップ」の看護師は、新人看護師の育成はプリセプターがするものだと思っていますから、他人事の「第三者の立場」にいました。新人看護師の育成は、部署全員が当事者意識をもって参加する必要があります。2年目の看護師も、新人育成の当事者であるという「自分の立場」から行動できると良いですね。

　2年目の「いまいちなシップ」の看護師も、自分にゆとりがあれば新人に声をかけていたはずです。このとき、オロオロした様子は観察できていました。声をかけられなかったのは「もしも、声をかけて、『私にわからないこと』や『難しいこと』、『時間がかかること』だったらどうしよう」と、先読みの誤りの色眼鏡をかけ、不安になったことが予測できます。

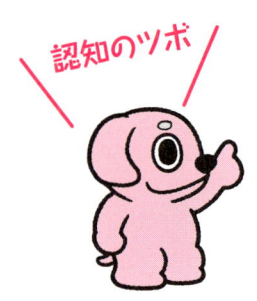

認知のツボ

ヒント　相手の立場になって、声をかけてわからないことがあったら、先輩に助けを求めてください。先輩への声かけは、2年目のあなたの方が新人よりは熟練者ですから。

23 プリセプターになったら……

あなたは今年、プリセプターを任命されました。まだまだ、新人と同じくらいの能力しかないと思っていた自分にとって、とても気が重い役割です。「新人さんを指導することなんてできない」と思いながら、仕方なく受けました。それでも、新人看護師と関わっていると、自分の新人のときを思い出してとても新鮮な気持ちになり、関わることが楽しいと思えるようになりました。ある日、新人看護師と一緒に担当している患者さんに、自分も独り立ちできていない技術を提供する予定になりました。

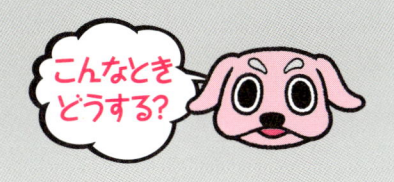

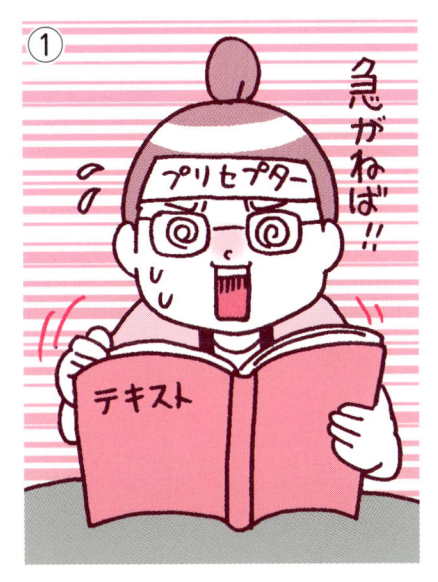

こんなときどうする?

① 独り立ちできていないが教えなければならないので、急いで予習して一緒に実施する

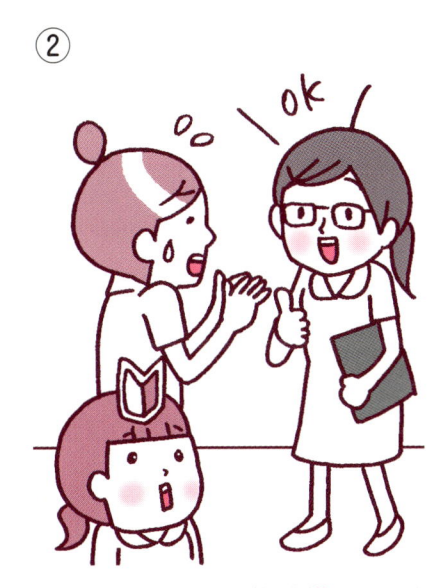

② 先輩看護師に相談して一緒に指導をお願いする

①独り立ちできていないが教えなければならないので、急いで予習して一緒に実施する

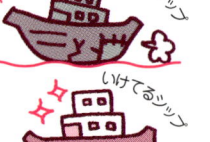

②先輩看護師に相談して一緒に指導をお願いする

　最近のプリセプターシップは曖昧に定義されており、OJT（On the Job Training）としての技術指導から精神的支援まで、多岐にわたる役割が提示されます。1人で担うには広範囲にわたる役割が付加されていることが指摘されています[1]。

　看護現場の状況を見ていると、新人看護師と指導を担当する看護師は人間関係によって成り立っています。技術を指導しながら客観的な視点で評価をするとともに、教え、教えられる関係の信頼や親密性が増すほどに指導効果が高まるようです。その関係の中でそれぞれの役割を一緒に学びながら、他者との距離感や仕事上の関係性の構築をも学んでいるように思います。

　しかし、上記のような関係が築けず一方的な関係で成り立っているプリセプターシップの場合、プリセプターの負担は増すばかりです。互いに学び合い、支援しつつ尊重し合う関係を意識することが、チームで働くことを学ぶ第一歩となるプリセプターシップの本質と考えることができます。

　それでは、メンバーシップ、リーダーシップの視点で考えてみましょう。

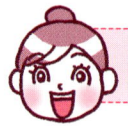

メンバーシップ

　新人看護師は何もできない存在ではありません。看護学生として学んできた体験があり、また、個別の人生を歩んできています。人が何かを学ぶときは、白紙に書き込まれるように学ぶのではなく、過去の体験に関連付けながら学びます。

　成人教育学を構想して発展に寄与した、M. ノールズ（M. Knowles）は、大人の学習者は、①自己決定、②経験学習による資源の蓄積、③社会的役割の発達課題の準備、④課題達成、という4つの特性（文献を参考に筆者が要約表現）[2]を提示しています。大人として学ぶことは、「職場で期待される役割から、自分自身で課題を見つけて学ぶ内容を自分で決定し、経験を蓄積しながら学んでいく」ということになります。そのことを助けるのがプリセプターの役割です。

大人が学ぶための支援は、①学習ニーズを見出すことを助ける（診断的機能）、②一緒に学習計画を立てる（計画的機能）、③学習したくなる条件を作る（動機づけ機能）、④効果的な方法や技能を生み出す（方法論的機能）、⑤学習資源を提供する（情報提供的機能）、⑥経験の成果と評価を援助する（評価的機能）こと（文献を参考に筆者が要約表現）[2]をM.ノールズは示しています。

　新人看護師は、学生としての学び方から主体的に自分自身で学んでいくための移行時期になります。指導担当者が、教え方を徐々にシフトしながら学び方のモデルを見せることによって、大人としての学び方を学んでいきます。モデルになるというと、とても気が重くなる看護師もいるかもしれません。しかし、大事なことは、情報提供とともに、わからないことを「わからないから一緒に勉強しよう」と言って一緒に学び、それでもわからないときには先輩に助けを求める場面を見せることが、学び方を教えることです。

　事例のように、自分が独り立ちしていない技術にもかかわらず、先輩に助けを求めない行動は「いまいちなシップ」です。独り立ちできていないことについては、先輩に助けを求めて一緒に実施して学ぶという行動を見せ、学ぶ方法を教えながら一緒に学んでいくことができれば、学びを支え合えるチームメンバーとしてのメンバーシップを発揮できます。

独り立ちできていない技術について、先輩に助けを求められなかった「いまいちなシップ」の看護師のその後……

　予習をして一緒に実施しようとしていたところに、ちょうど、先輩看護師が通りかかりました。先輩看護師はプリセプターが新人看護師と一緒に実施しようとしている技術は、まだ独り立ちできていないことを把握していて、新人看護師の前でそれを言い出せなかったことにも気づきました。

　先輩看護師は、プリセプターの面子を潰してはいけないと思いながら、さりげなく一緒にケアに参加し、プリセプターの知識と技術が不十分なことに関して、補足をしながら最後までプリセプターが主導して実施することができました。プリセプターは先輩の配慮に気づいていましたので、ケアが終了した後、急いで先輩のところに行き、自分のしたことの危険性について自分から話し、ケアに参加してくれたことに対して感謝の気持ちを伝えました。すると、先輩から「まあ、上手にできていたし、知識も補足できたと思うから、これで独り立ちできそうだね。でも、できないことやわからないことを、新人看護師と一緒に勉強

> できるような関係作りができると良いよね。そうしたら、自分も気持ちが楽になるよ」とアドバイスをもらえました。看護師は反省しつつ、何が起こっていたのかをあとから新人看護師に告白したのでした。

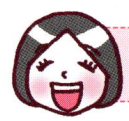

リーダーシップ

　新人看護師の1年目の離職率は徐々に低下してきていますが、離職までに至らないまでも、1年目の社会人経験や医療現場を初めて経験する新人にとっての不安やストレスは大きいものです。2～3年目になって振り返ってみると、1年目の苦しさを思い出す人はいるのではないでしょうか。1年目の看護師は同期の仲間やプリセプター、そして、先輩達に支えられながら1年間を過ごしますが、学ぶことや働くことの意欲を持ち続けるのは、1年目でなくても難しいものです。プリセプターを任命されたことを機会に、新人看護師とともにモチベーションマネジメントを身に付けることによって、その後の働き方は変化します。

　モチベーションマネジメントは、事例19（p118）のスケジュール管理の項で少し触れていますが、そもそもモチベーションをどのように考えれば良いのでしょうか。新人看護師のモチベーションは、周囲が維持するための支援をするという考え方もありますが、社会人ですから、自分自身でセルフマネジメントすることを学ばせたいものです。誰かがモチベーションを高めてくれると思ってしまうと、自分自身のモチベーションが上がらない、あるいは保てない理由を「～が～してくれない」「やる気が起きないのは職場が悪い」という他罰的な感情が育ってしまうことになります。専門性をもつ自律した看護師として、自分自身で働く意味を見出したり、やる気が起きないときに対処したりする方法など、仕事に対するモチベーションをセルフマネジメントすることによって、患者さんに質の高い看護ができるようになります。プリセプターと新人看護師が一緒に学びながら、互いのモチベーションの状態について話し合い、そして、セルフマネジメントを身に付けるためにはどうしたら良いかを一緒に考えることによって、モチベーションを保つことを支援し合える関係性を獲得できます。

　モチベーションを保つ方法は、事例19（p118）でも脳科学的な方法につ

いて触れましたが、他者との関係性やコミュニケーションによって引き出す方法があります。新人看護師の場合、技術習得や看護に参加することを目的に働いていますから、その目標達成の程度について事実を踏まえてフィードバックをすることで、モチベーションを保つことができます。プリセプターの目的は新人看護師の成長ですので、新人看護師の目標と達成の程度を共有することでモチベーションを保つことができます。新人看護師の目標達成について一緒に喜ぶことが、新人看護師育成におけるモチベーションマネジメントの基本です。

　また、人は１人の個性をもった人間として尊重されると、自分自身の価値を見出してやる気が出ます。自分の選択を他者から認められること、貢献に対する感謝の言葉をもらうといったこともやる気につながります。プリセプターから新人看護師に、そして、新人看護師からプリセプターに互いに相手に対する気持ちを表現することができれば、１年間を乗り越えることができます。こういった関係性を築きながら、プリセプターが主導してモチベーションマネジメントを一緒に身に付けることが、新人看護師育成におけるリーダーシップです。

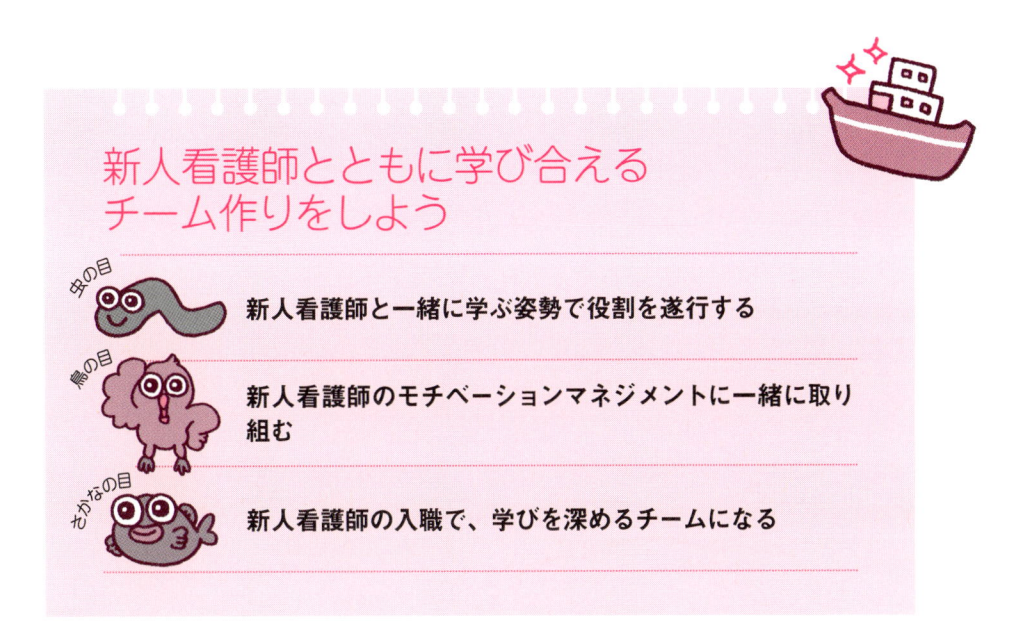

新人看護師とともに学び合えるチーム作りをしよう

- 虫の目：新人看護師と一緒に学ぶ姿勢で役割を遂行する
- 鳥の目：新人看護師のモチベーションマネジメントに一緒に取り組む
- さかなの目：新人看護師の入職で、学びを深めるチームになる

■参考文献
1) 井部俊子ほか．プリセプターシップ―育てることと育つこと．ライフサポート社，2012，6．
2) 赤尾勝己 編．生涯学習理論を学ぶ人のために―欧米の成人教育理論．生涯学習の理論と方法．世界思想社，2004，5-32．

人には、それぞれ自分が大切だと信じている価値観や信念があります。そして、それぞれの役割に対して、「〜であるべき」という役割期待をもっています。今回の「いまいちなシップ」の看護師は、「プリセプターをやる人は、知っているべき、できるべき」という役割期待をもっていたかもしれません。人に教える人は、「わからないことや知らないことがあってはいけない」というものをもっていると、素直に「わかりません」とか「知りません」と言えなくなります。

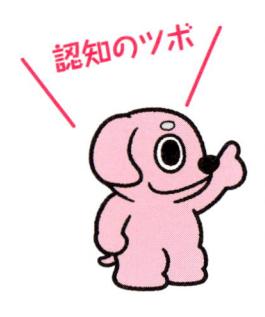

　「わからない」ことは、「恥ずかしいことだ」と思い込んでいるかもしれません。同じ「わからない」という無知にも、「無知の無」と「無知の知」があります。無知の無は「自分には、わからないことがあることすら知らない状態」。無知の知は「自分には、わからないことがあることを知っている状態」です。事例の「いまいちなシップ」の看護師は、無知の知ですから何を学べば良いのか知っています。ですから、恥ずかしいと思い込まずに開示して一緒に学ぶ姿勢を見せてあげてください。

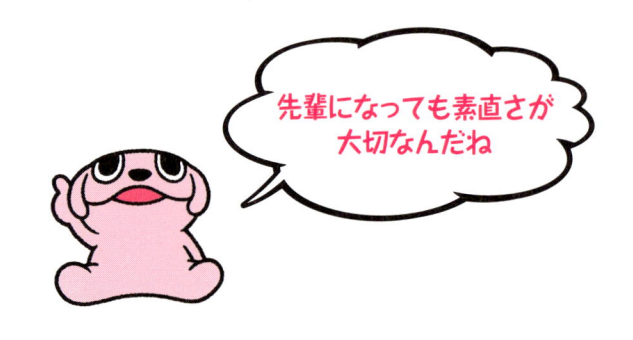

認知のツボ

先輩になっても素直さが大切なんだね

24 初めてのリーダー業務で心がけたいこと

あなたの今年の課題はリーダー業務です。院内研修ではリーダーシップの理論や演習で業務分担のポイントなどを学びました。職場では、支援を受けながらリーダー業務を進めています。先輩のように、速やかに書類作成や業務分担ができませんが、それでも何とかメンバーの協力を得て独り立ちできました。ある日、あなたがリーダーの役割を担っているとき、メンバーから患者さんの急変をナースコールで知らされました。「患者さんの血圧が低下しています。心電図モニタと医師への連絡をお願いします！」との連絡です。しかし、リーダーとして医師への連絡をしたことがなく、どうしたらよいかわかりません。

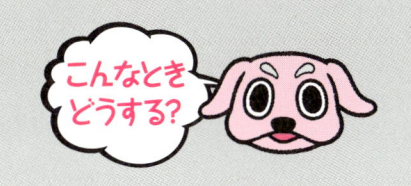

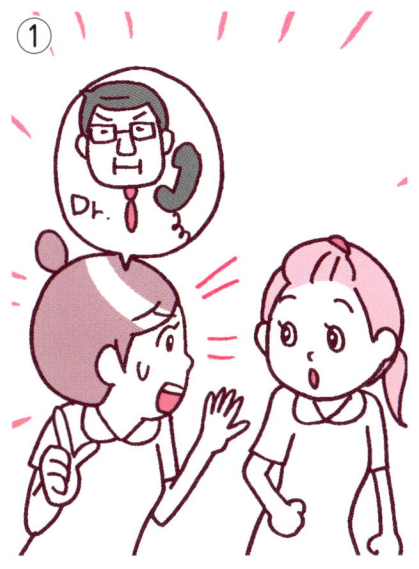

こんなときどうする？

① 医師に連絡するやり方がわからないので、そばにいた先輩に電話するようにお願いし、自分は心電図モニタを準備する

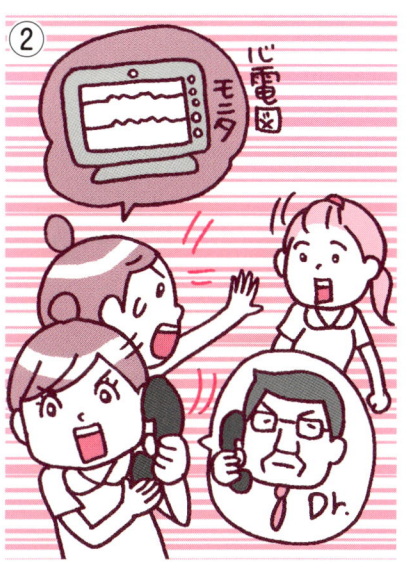

② そばにいた先輩看護師に心電図モニタの準備をお願いしつつ、医師への報告の仕方を指導してもらう

①医師に連絡するやり方がわからないので、そばにいた先輩に電話するようにお願いし、自分は心電図モニタを準備する

②そばにいた先輩看護師に心電図モニタの準備をお願いしつつ、医師への報告の仕方を指導してもらう

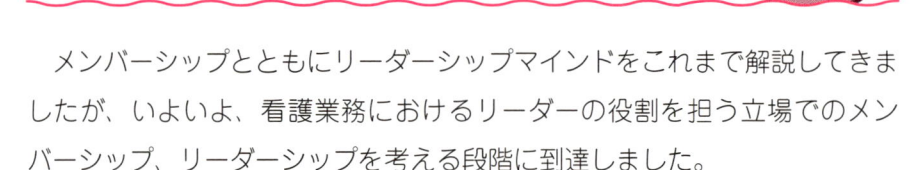

　メンバーシップとともにリーダーシップマインドをこれまで解説してきましたが、いよいよ、看護業務におけるリーダーの役割を担う立場でのメンバーシップ、リーダーシップを考える段階に到達しました。

　これまで、看護の現場でのリーダーシップは、現場でリーダーの役割を担う看護師が発揮するものだと思っている方が多かったのではないでしょうか。しかし、看護の現場で発揮するリーダーシップはリーダーの役割を付与されたからといって急に発揮できるものではありません。新人看護師として看護の現場に身を置いたときから、メンバーシップを発揮しながらリーダーシップマインドを育てていかなければ、いざ、リーダーの役割を担ったときにリーダーシップは発揮できないものです。看護現場で発揮するリーダーシップは、「看護組織の理念や目標に沿いつつ、担当する患者さんに対して、リーダーとメンバーのもつ特性や能力を最大限に引き出して活用しながら、チームで看護実践をすること」です。

　また、看護チームが協力して患者さんに看護を提供する現場で、リーダーの役割の看護師がリーダーシップを発揮できるよう、必要な情報が集まるように分担されています。それらの情報を雑用と感じるか、リーダーシップを発揮するために活用できる情報として認識することができるかは、リーダーに求められるリーダーシップをどう理解しているのかで変わってきます。

　それでは、メンバーシップ、リーダーシップの視点で考えてみましょう。

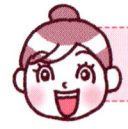

メンバーシップ

　リーダーの役割を担っている立場で、看護チームのメンバーシップを発揮することは、分担されている業務の目的を認識しながら進めていくことです。また、リーダーシップはチームメンバーがリーダーシップを発揮できるように役割を果たしていくものです。

　看護現場ではリーダーあるいは、メンバーの役割であっても、患者さんに

提供する看護について、組織の理念や目標に沿いながら、患者さんの看護計画に立案されている目標達成に向けて、チームで協力して活動していくためにリーダーシップが発揮されるため、組織の理念や目標などを意識する必要があります。自分が働く病院はどのような医療や看護を実現する組織なのでしょうか。そして、患者さんにはどのような目標設定がされているのでしょうか。そういったことを認識しながら、日常の看護業務を進めてきた看護師は、リーダー役割を担ったときに、無理なく自然にリーダー業務を進めていくことができます。リーダー業務は一般的に、書類作成や医師と看護師の伝達役を担っていることが多いように思います。その役割の意味がわかっていなければ、ただの雑用になってしまいます。

　リーダー業務の目的は、①看護実践の質を高めるためのチーム内の調整、②メンバーへの教育支援、③看護判断、④チーム医療の推進、⑤目標達成のための牽引などが想定されます[1]。書類作成の作業がリーダー業務になるのは、作成する過程で抽出される情報の活用や医師と看護師間の情報伝達、そこにリーダーとしての看護判断が必要です。また、チーム内の業務調整を検討するために必要な情報として活用することもできます。

　事例のように、自分が苦手な業務だから先輩に代行してもらおうとするのは「いまいちなシップ」です。自分自身でその役割を実施していくことで、リーダー役としてのメンバーシップが発揮できます。

患者さんの急変時に、医師への連絡を先輩看護師にお願いしようとしていた「いまいちなシップ」の看護師のその後……

　夜勤の患者さんの状態報告も、これまで先輩にお願いしてきた看護師は、患者さんの急変で医師への報告が上手にできないと不安に思っていました。

　そばにいた先輩看護師は、過去に、一緒に夜勤をしたときに代わりに医師に電話をしてあげたことがありましたが、そのことを後悔しました。「夜勤で患者さんの状態が落ち着いているときに医師への電話報告をトレーニングしておけば良かった」と思っていました。そして、このままではチーム医療や連携を進めるリーダーシップが発揮できないと思い立ちました。

　先輩看護師は、電話ができなかったリーダー看護師に「医師との連絡・報告・相談について、特に、電話で顔が見えないときの状態報告の仕方や緊急時の対応など、スタッフ全体に向けての勉強会を企画しよう。あなたが企画者として

> 知りたいことがわかるように勉強会をしよう！」と言い、一緒に勉強することになりました。

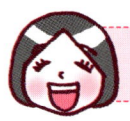

リーダーシップ

　リーダー業務を担い始めたばかりの頃は、リーダーシップを発揮するのは難しいことです。慣れない業務に追われては緊張がともないます。しかし、自分にできることからリーダーシップを発揮していけば徐々にリーダー業務全般についてもリーダーシップを発揮できます。

　リーダーは、患者さんに直接関わっている看護師がリーダーシップを発揮できるように支援します。チーム内の業務調整や教育支援、看護判断をしながらチーム医療を推進するための他職種との連絡調整をして、時には目標達成のために牽引する役割を担っています。

　リーダーシップ理論には発揮する相手の状況に応じて対応が変わる「発達対応モデル」があります。ハーシーとブランチャード（P. Hersey & K. H. Blanchard）が提示するシチュエーショナル・リーダーシップ・セオリーは、メンバーが未熟なときには業績に最大限の関心を払い、成長するにしたがってメンバーの主体性や自主性を尊重することに関心を払うようになり、さらに、メンバーが成熟していくと自立してリーダーシップを発揮できるという考え方[2]です。そのメンバーが発達状況に応じたリーダーシップを発揮するための支援をする行動がリーダーのリーダーシップなのです。

　看護の現場では、チームメンバー全員が一定の能力をもっていることは少なく、相手によってリーダーは支援方法を変えることが求められます。リーダー業務を進めながら、特に自分よりも経験年数の短い未熟なメンバーの自立に向けた支援は、患者さんの健康回復を意識した指導的な関わりが必要です。また、自分よりも経験豊富でリーダーシップを発揮できるメンバーに対しては、その看護師が患者さんのケアに集中し、また、患者さんの目標達成のために必要な支援を考えるための情報を積極的に提供しながら、看護方針について意見をもらいます。個々のメンバーの状況を把握しながら、患者さんの目標を共有して、担当する業務を通し、チームで患者さんの健康回復に取り組むことがリーダー役割において発揮するリーダーシップです。

チームメンバー全員が、2つのシップを発揮できるようにチーム力を高めよう

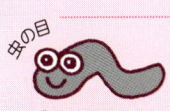

虫の目 リーダー業務の意味と目的を理解して役割を遂行する

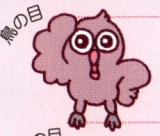

鳥の目 目標を共有して、患者さんの健康回復のためにメンバーのリーダーシップの発揮を支援する

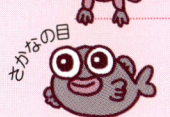

さかなの目 メンバーのもつ能力を最大限に引き出すリーダーシップでチーム力を促進する

■参考文献
1）濱田安岐子. 実践！ 臨床現場のリーダーシップ 看護の現場でリーダーシップを発揮する看護師を育成すること. 小児看護. 38（3）, 2015, 373-377.
2）諏訪茂樹. 看護にいかすリーダーシップ第2版. 医学書院. 2011, 29-46.

　今回の事例にある「医師への電話による報告」は、多くの人が緊張した苦手な体験をもっていると思います。先輩から新人時代の体験を教えてもらうと、「自分だけじゃないんだ」「いずれ私も先輩のようになれるかもしれない」と思えて、何よりの後押しになると思います。

　事例の先輩が提案してくれた勉強会が実現したらうれしいですね。5W1Hに基づいた、病状報告と電話での応対をロール・プレイで練習することは自信になります。次に、電話報告を実際にしますが、難易度の低い相手から徐々に自信をつけていくことをお勧めします。そして、「失敗はない。結果とフィードバックがあるだけ」だから「大丈夫！」と自分に言って、自信につなげてください。

　苦手意識をもつに至るまでの経過で、自分に「うまくできない人」とレッテル貼りをしていませんか。そして、「どうせ、今回もうまくいかないに決まっている」（心のフィルターと先読みの誤り）で萎縮していないでしょうか。レッテル貼りは、決めつけることによって自分自身を拘束してしまいます。

ヒント レッテルは貼ったら剥がしてください。剥がし方は、「すべてのことができないわけではない」「否定的に決めつけるのは止めよう！」と言い換え、思い込むことです。

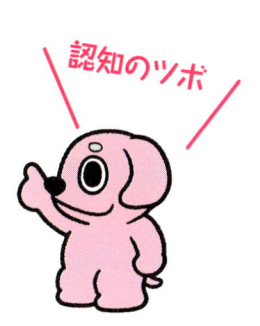

認知のツボ

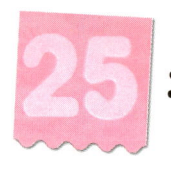

25 キャリアデザインをしよう

あなたは新卒新人看護師として勤務を始めてから4年目も終わりに近づいてきました。リーダー業務やプリセプターも経験し、患者さんのケアは誰かに指導されなくても、十分に自分の判断で実施できるようになっています。自分はこれから看護師としてどのようなキャリアを歩んでいくかを少しずつ考え始めています。そんなとき、同期の看護師から「私、救命救急の看護にチャレンジしたい。この病院には救命救急はないし、ここで学べることはもうないと思う。だから、超急性期病院に転職しようと思う」と打ち明けられました。あなたは、将来の展望を考えることができている同期の看護師に対して、うらやましい気持ちになりました。でも、自分は特定の分野を極めたいという気持ちもなく、現在の職場で勤務することがとても楽しいと思えていました。「これから先の勤務場所について、何か考えなければいけないのかな」と思っています。

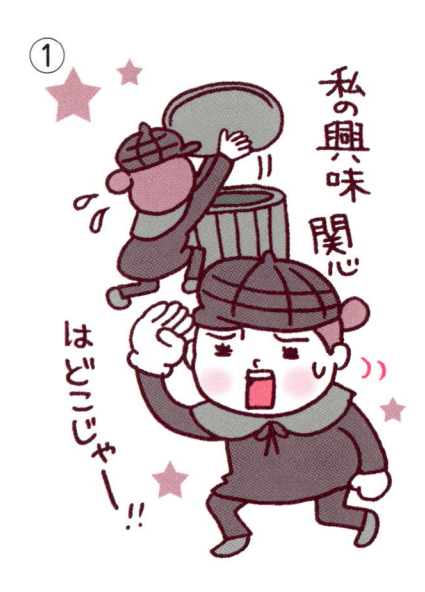

こんなときどうする?

① 急いで情報収集して、興味関心のある特定の分野を探索する

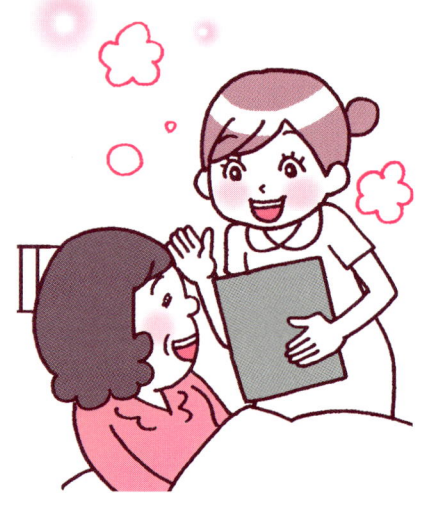

② 日々の看護を大事にしながら、自分が学びたいことを見つけていく

①急いで情報収集して、興味関心のある特定の分野を探索する

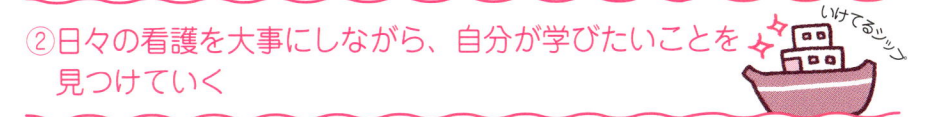

②日々の看護を大事にしながら、自分が学びたいことを見つけていく

　看護師は誰かに指導されなくても、看護業務ができるようになってくると、看護師として一人前と周囲から認められるようになります。ある程度の患者さんの病気の成り行きや危険性の予測もできるため、後輩からも頼りにされながら勤務できるようになります。それは、自分の自信にもつながるので、次のステップアップを考え始める時期でもあります。

　キャリアデザインは、自分自身の経験やスキル、性格、ライフスタイルなどを考慮し、仕事を通じて自分自身が実現したい将来像に向かって、どのようなキャリアを歩んでいくかを主体的に考えて行動していくことです。単なる資格の取得や職業上のコースの選択、働く時間、働く場を見つけることではなく、自分自身が将来的に何をしたいのか、どうなりたいのか、自分自身が社会の中でどのような役割をしていく人間になるのかを考えていくものです（NPO法人看護職キャリアサポート）[1]。

　それでは、メンバーシップ、リーダーシップの視点で考えてみましょう。

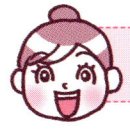

メンバーシップ

　自分の将来像を考えるときには、自分が歩んできた人生を振り返ることが重要です。突然、自分の未来が見えるわけではありません。キャリアという言葉は、馬車の轍（わだち）が語源といわれており[2]、通ってきた道に残る轍を振り返ることによって将来が展望できます。体験しているその瞬間には気づかなかったことが、その道を通り過ぎた後に、どのような体験であったのかを考えることによって、これから先、どちらに向かって進むと自分にとって幸せなのかがわかるのだそうです。

　看護師が体験する日々は、患者さんとの出会いによってキャリアがつながっていくと考えられます。看護の手順や業務の進め方が、誰かに教えてもらわなくてもできるようになることは重要ですが、その看護業務が患者さんの人生や生活に関わっていると実感できるような出会いになっていなければ、それは、作業でしかありません。看護師がこれから先のキャリアを考え

たいと思ったときに、どのような患者さんに出会ったのかを振り返りながら、その患者さんに出会ったことが、自分のキャリアにどのような影響を及ぼしていたのか実感できる何かがあれば、それがこれから先のキャリアにつながっていきます。

　事例のように、自分の実践してきた看護の意味も考えず、やみくもに情報収集をして自分の残してきた轍を振り返らないことは、キャリアの意味を理解していない「いまいちなシップ」です。患者さんの健康回復を支えるチームの一員として看護の専門性を発揮して、患者さんと出会いの積み重ねを考えることで、キャリアを大事にしたメンバーシップを発揮できます。

どうなる？

自分のキャリアを考えるために、急いで情報収集を始めた「いまいちなシップ」の看護師のその後……

　いろいろな情報を集めようと思い、インターネットや看護協会の情報、また、転職のための情報まで集め始めてはみましたが、何を見ても興味が湧かず、自分がなぜ焦ってしまったのかもわからなくなりました。

　救急救命にチャレンジしようとしていた同僚は、看護師長に退職を止められて足踏みをしています。同僚は師長から「自分の目標が見つかったことはすばらしいことね。応援したいと思うけど、新たなキャリアデザインを進める前に、この職場でのあなたのキャリアを総括する必要があります。次のステップに進める準備ができているかを考える必要がありますね。あなたは看護師として患者さんの何を看護できたと思う？　あなたにとって、この職場でできた看護は何かわかったら、もう一度、面接しましょう」と言われてしまったということでした。

　同僚と2人で「師長が言いたい看護って何だろう……」と考えながら、自分たちは今の職場で学ぶことがないと思っていたけれど、もしかしたら自分たちが知らない、学べることがあるのかもしれないと話し合いました。そして、師長に自分のキャリアデザインを考えるための相談をすることに決めたのでした。

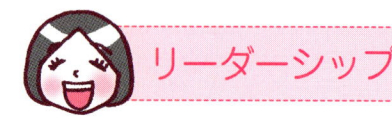

リーダーシップ

　看護師が自分の将来のキャリアを考える手がかりは、自分自身がどのような人間なのかを明らかにすることから始まります。

　あなたは、自分自身がどういう人間なのかどのようにして考えますか？

人には、自分は知っているが他人は知らない自分、自分も他人も知っている自分、他人は知っているが自分自身は知らない自分、そして、自分も他人も知らない自分が存在します（図2）[3]。自分は知っているが他人は知らない自分、自分も他人も知っている自分は、自覚していてわかりやすいものですが、他人は知っているが自分自身は知らない自分は、他者のフィードバックを上手に受け取りながら、自分を知る手がかりにしていきます。では、自分も他人も知らない自分は、どうすれば知ることができるのでしょうか。

この、自分も他人も知らない自分に出会うためには、自分のキャリアを積極的に考えるためのリーダーシップが必要です。チームメンバーに対して発揮するリーダーシップ行動を、これから出会う自分に対して発揮することができれば、新たな自分に出会うことができます。それが、新しい体験をするためのチャレンジです。特に、看護の職場では看護師長に提案される役割の付与や、研修参加などによって得られる体験があります。組織内外の人との出会いや新たな情報、知識、価値観などを受け取る体験に自分がどのように感じるのか、それは自分が好きなことなのか、興味関心はどうかなど、新たなチャレンジをすることで見えてくる自分がいます。そして、自分自身の可能性の広がりを感じることができます。

オープンマインドで準備していた結果、出会う偶然が幸福なキャリアにつながるという理論を提唱しているクルンボルツ（J. D. Krumboltz）は、「人

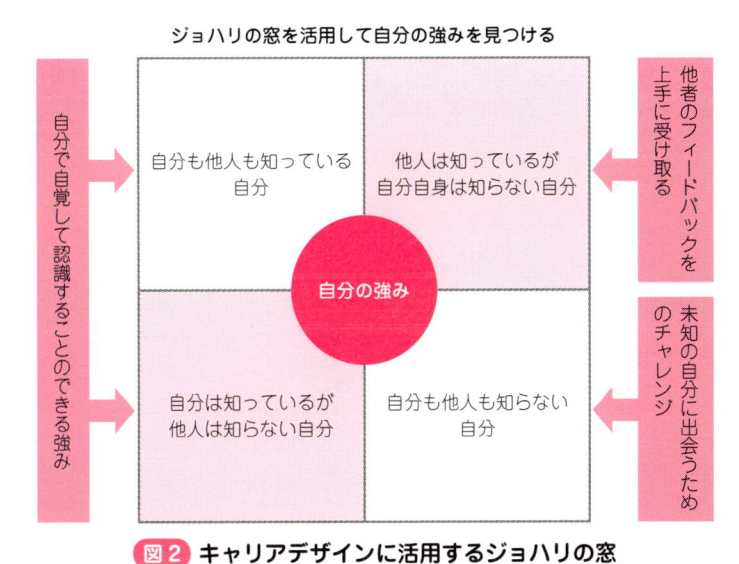

ジョハリの窓を活用して自分の強みを見つける

	自分も他人も知っている自分	他人は知っているが自分自身は知らない自分	
自分で自覚して認識することのできる強み			他者のフィードバックを上手に受け取る
	自分の強み		
	自分は知っているが他人は知らない自分	自分も他人も知らない自分	未知の自分に出会うためのチャレンジ

図2　キャリアデザインに活用するジョハリの窓

濱田安岐子．特集：至高のクリニカルラダー．クリニカルラダーとキャリアデザインの関係性．メヂカルフレンド社，看護展望，40 (2), 2015, 150. 図1より引用．

生には保障されているものは何一つありません。唯一確かなことは、何もしないでいる限り、どこにもたどり着かないということです」というメッセージを発信しています[4]。自分の可能性を信じて、自分に対してリーダーシップを発揮し、新たな自分に出会うために看護師としてチャレンジすることで、将来に向かうキャリアが自然とひらかれていきます。

看護実践をキャリアにつなげながらデザインを考えてみよう

- 虫の目：患者さんとの出会いを大事にキャリアを歩む
- 鳥の目：組織運営のための役割はキャリアデザインのチャンスにする
- さかなの目：オープンマインドで新たな自分に出会う場に参加して、キャリアをひらく

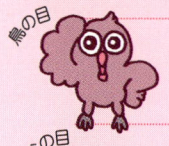

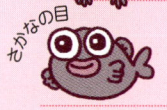

■参考文献
1) NPO法人看護キャリアサポート．【URL】http://www.nurse-cs.com/
2) 金井壽宏．働くひとのためのキャリアデザイン．PHP新書，2002，27．
3) 濱田安岐子．特集：至高のクリニカルラダー．クリニカルラダーとキャリアデザインの関係性．看護展望，40 (2)，2015，146-151．
4) J. D. クルンボルツほか著．花田光世ほか訳．その幸運は偶然ではないんです！．ダイヤモンド社，2005，4．

認知のツボ

人はどんなに小さな行動でも、何かを得ようとする欲求が動機づけになり行動します。ですから、自分の将来をどうキャリアデザインしたら良いのか悩んだときは、動機づけを明確にしましょう。

まずはじめに、あなたは「どうして、看護師を選んだのか」、看護師を目指した理由として「初心」を思い出してください。そして、「どんな看護師になりたいと思ったのか」、目標を明確にしましょう。目標を達成して、なりたい看護師に成長したら、「どんな看護を提供できる人になれるのか」を自問してください。

今回の事例で、看護師長がくれたアドバイスを大切にして、自分の看護をどう表現できるのか、実践できたら患者さんも自分も何を体験できるのか、実体験を積んでから次のステップに進むことができたら良いですね。

26 自分で働きやすい職場を作ろう

あなたは、少しばかり長く勤務していると感じている職場で、仕事の内容もマンネリ化しています。患者さんとの出会いによって学べることはありますが、何となく、「自分は、このままこの職場にいて良いのだろうか」という気持ちになってきました。
委員としての役割もあり、キャリアデザインをしようと考えてはいても、すぐに自分の将来像が見えるわけでもなく、目の前のことに向かうしかない日々が続いています。

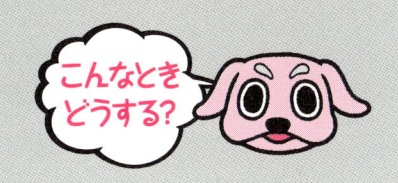

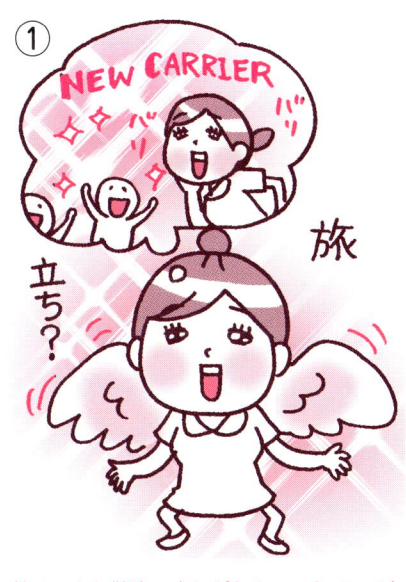

こんなときどうする？

①　続けてきた勤務の疲れがたまってきていると考えて、職場から離れることを検討する

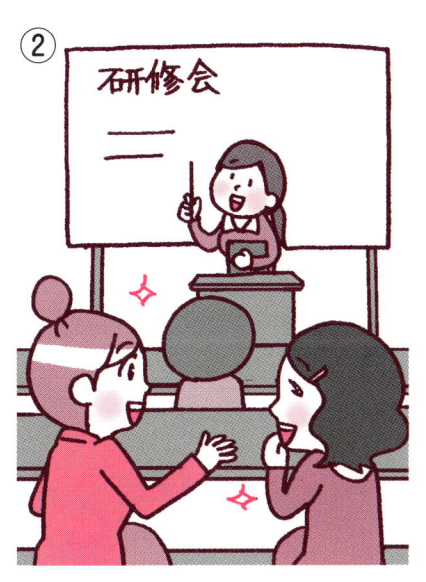

②　自分がなぜ、この職場で働いているのか考えるためにも、職場外の交流をもつ

①続けてきた勤務の疲れがたまってきていると考えて、職場から離れることを検討する　いまいちなシップ

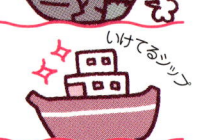

②自分がなぜ、この職場で働いているのか考えるためにも、職場外の交流をもつ　いけてるシップ

　仕事は人生において多くの時間を占めています。実質的な勤務時間は週5日の40時間程度であっても、プライベートな時間に、仕事のことで思考する作業があるとしたら、1/3以上は仕事に人生の時間を使っています。

　また、「あなたは何者か」という問いに対して、「看護師です」と答える人も多いのではないでしょうか。自分のアイデンティティを考えるとき、仕事のことが頭に浮かぶほど人生で占める割合が大きいのであれば、そこに費やす時間は自分にとって価値ある時間にしたいものです。

　なぜ、看護師としてその職場で働くのかという気持ちが、その価値を高めます。しかし、明確に表現することは難しい上に、問題解決思考が身に付いている看護師にとって、職場における問題点ばかりが目についてしまうときには、「なぜ自分がこんなに問題点が多く、働きにくい職場にいるのか」という、継続勤務に対する迷いも出てくる可能性があります。患者さんが幸せになり、自分自身、そしてチームメンバーも働きやすい職場で、幸せな人生を感じるためにできることを考えてみましょう。

　それでは、メンバーシップ、リーダーシップの視点で考えてみましょう。

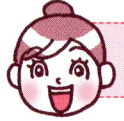

メンバーシップ

　あなたの職場は働きやすいですか？　働きやすさは、どのようにして感じられるものでしょうか。働くことに対する価値は人それぞれ違います。働きやすさは自分が身を置く価値とともに満足度も関係しています。しかし、満足と不満足は両極にあるのではありません。不満足に感じる事柄が解消されたからといって、満足感が増すわけではなく、不満足なことがあっても満足感を感じられる、F. ハーツバーグ（F. Herzberg）という理論家の考え方があります[1]。

　ハーツバーグは、人が仕事に対して動機づけられることには、仕事内容や昇進、達成感、承認、責任などがあるとしています。それらが満たされている場合には、給料が安いことや労働条件などの不満足な要因が存在していて

も、満足感を感じることができます。しかし、仕事内容の意味について考えることもせず、昇進もしたくない、目標はストレスになるから考えたくない、他者からのポジティブフィードバックを上手に受け取ることができない、責任のある仕事はしたくないといった、本来は満足度につながることを、負担になるからと自ら回避して、楽をしながら働きたいと思っていると、不満足に感じることばかりに目が向いていきます。

　不満足なことがあっても、やりがいや、自分がその職場にいる意味を見出すことができれば、継続して勤務することができます。自ら満足度を上げるための行動選択をしなければ、どこで勤務していても、常に働きづらさを感じる要因に振り回されてしまいますし、不満に感じることが多い職場で働いた報酬としての賃金を使ってプライベートを重視することで、働く意欲を維持するしかありません。それは自分が選んだ行動の結果の感情です。

　看護師は資格をもっているため、自分のニーズと合致すれば、いくらでも働く職場を見つけることが可能です。しかし、働きやすさやその職場で働く意味は自分自身で見出すものなので、職場を異動しても満足感を感じるための行動選択をせず、不満足要因を見つける癖がついている場合には、不満の感情が膨れ上がって、自分の居場所を見つけることができなくなります。

　幸せの青い鳥は、そばにいることが当たり前になると見えなくなります。青い鳥がいることを確認しながら、見失ったときには青い鳥がどこに飛んでいるのか、青い鳥が見えている人と一緒に確認して、それはどんな青い鳥なのかを語り合うことで、仕事に対するやりがいや、語り合える仲間と働きやすさを感じることができます。

　続けてきた勤務で疲れがたまってきていると考えて、職場から離れることを検討しようとするのは、自分が看護をしている意味を見出すことのできない「いまいちなシップ」です。チームメンバーと仲間として働くことの意味を感じられるように、互いに支援することができれば、チームで活動するエネルギーに変換できるメンバーシップを発揮できます。

マンネリ化していると感じる職場から立ち去ろうとしていた、「いまいちなシップ」の看護師のその後……

何となくやる気も起きず、職場を変えることで自分の何かを変えたいと思っ

ていた看護師は、思い切って看護師長に相談しました。

　すると、看護師長から「実はね、私もあなたみたいに感じて職場を変えた経験があったのよ。でも、結局、同じことで悩んだ。それは、この職場に来てわかったのだけど、自分が目指したい看護や同じことが繰り返されるように感じる現場が、なぜ、そうなっているのかを考えることができていなかったのね。でも、いま思えば、そのときは自分が成長する時期だったのだと思う。日常的な、看護の小さな変化に対する喜びや、患者さんにはそれぞれに個性があって、新しい患者さんに出会うたびに、自分自身の価値観や看護観が変わっていくんだと感じるためには、いろいろな考え方を学ばなければ気づくことはできない。いままで看護を教えてくれた先輩たちの話を聞くだけではなく、自分から新しい考え方を学ぶために積極的に行動しなければ、その新たな考え方は自分の中には入ってこないのよ。新人が入職してきても、毎年、個性あふれる新人さんが来てくれていると気づいたときに、自分の考え方の幅が広がっていくのよね」と自分の体験を話してくれました。

　でも、自分はどうしたら良いのかわかりませんでした。看護師長に「私に何ができるでしょうか」と聞いてみると、来年度は少し、長い期間で学ぶ院外の研修に参加してみてはどうかと提案されました。看護師は「また勉強か〜」と思いましたが、看護師長から「勉強だと思わずに、新しい考え方に出会えるチャンスと思って参加してみたらどうかな。そこで出会う看護師の仲間との交流も、きっと何か自分のプラスになると思うわよ」と言われ、来年度は研修に参加してみようと思いました。

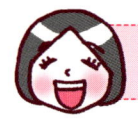

リーダーシップ

　集団においてメンバーシップを発揮することで、関わる仕事の内容や人間関係を調整し、また、互いに支援しながら働きやすさを維持、向上していくことができます。しかし、関係性がマンネリ化してくると、限界を感じざるを得ません。人事異動や新人の入職、メンバーの入れ替わりがある程度あり、人それぞれに感じ方の違いはあっても、同じ環境で感じられることの広がりには限界があります。実は、このような悩ましい状況というのは、「一皮むける[2)]」時期にいると考えられます。

　事例のように、大きな苦悩があるわけではなくとも、同じ場所をぐるぐると歩き回っているような感覚であったり、宙ぶらりんな自分を感じる、何かをしなければ自分の人生は変わらないのではないかと感じたり、成長できな

いと感じたりする時期です。N. ニコルソン（N. Nicholson）の言うトランジション・モデル[3]では、そういった時期を捉えて、節目や転機として、人生においては繰り返されるものとしており、キャリアの視点で安定期と移行期の繰り返しを表します。

　ライフサイクルにおいては、人生に対して悩ましく思う「思春期」に例えられます。キャリアの思春期は、何もかも教えてもらいながら看護をしていた時期から、ある程度、自分でできるようになって任されることも多くなってきたときに、次のステップを考える悩ましい時期が重なります。この時期に、前項のキャリアデザインが上手にできて、次の目標を見つけられれば継続して働いていくことができます。しかし、そうそう簡単に目標は見つけられず、目の前の患者さんとの関わりを大事にしていきたいと思うことでやり過ごしてきた自分にとって、これ以上の何を考えれば次のステップが見つかるのだろうかという、別の悩ましさに遭遇することも不思議ではありません。

　実は、こういう時期にほかの病院への転職を選択する人がいるのですが、身を置く組織を変えても本質的には看護の仕事は同じなので、職場に適応していくうちに、また同じ壁が目の前に立ちはだかります。専門性をもつ職業であるがゆえの悩みなのかもしれません。職場を変えることを、一皮むけるためのきっかけにすることはできますが、職場を変えればその悩みが解消するわけではないということです。

　ところが、職場を変えることのストレスや、適応するまでのエネルギーを別の形で活用することで、人は「一皮むける」経験ができます。それが、自分自身の職場や仕事内容を客観的に見るための職場外の人との交流です。研修や学会などに参加して、職場の利害関係などに影響されずに語り合うことのできる、あるいは、新しい価値を考えることのできる新たな集団への参加です。最近は、その交流をインターネットだけの関係性で実現しようとしている人もいますが、やはり、相手の顔と人となりがわかるリアルな関係性の構築までのプロセスの中で学べる価値観には到底及びません。

　新たな価値感に出合いながら、職場外の看護師や医療に関わる人間関係を構築することによって、自分の職場がより新鮮で価値ある職場に感じられます。そして、働きやすさと働きにくさの両面はどこの職場にもあるもので、自分がその職場とともに成長していくことが、自分にとっての大きな価値に変わっていけば、自分自身のキャリアにも、職場のチームメンバーに対してもリーダーシップが発揮できます。

自分自身で働きやすい職場作りをしよう

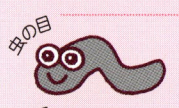

虫の目 自分が身を置く職場で、働く意味や価値を見つけよう

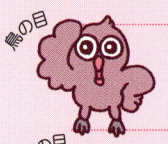

鳥の目 職場外の人との交流の場に参加し、自分の職場の価値を実感しよう

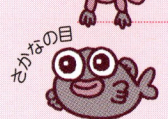

さかなの目 職場の課題を解決していくことで、自分自身も成長することを大事にできるチームになる

■参考文献
1) 中西睦子ほか編. 金井Pak雅子著. 看護サービス管理の基礎 看護サービス管理 第4版. 医学書院, 2013, 25.
2) 金井壽宏. 仕事で「一皮むける」. 光文社新書, 2002, 16-34.
3) 同上：31-34.

　どのような環境であっても、楽しく仕事をすることはできます。精神科医のエリック・バーン（Eric Berne）が言った「過去と他人は変えられない」という言葉を念頭に、他者にばかり変わることを望まず、「今ここ」の自分にできることをポジティブに実践しましょう。楽しくチームで働くためには、自分も含めて個性ある仲間を尊重することです。そして、看護を楽しんでください。人の役に立つことの喜びを患者さんから沢山教えてもらってください。働きやすい職場環境は、働く人が楽しんで仕事をしているところから生まれます。

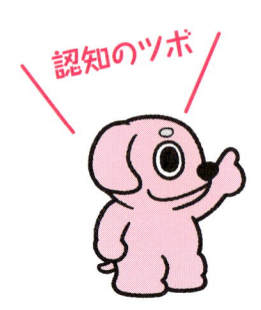

　楽しむ自分になるために「初心」をときどき思い出してください。初心は、あなたの原点です。そして、共に働く人間関係の難しさは、誰もが認知の歪みをもっているためです。自分の認知した世界が真実だと思い込まず、相手の世界も知る努力をしてください。コミュニケーションを通してお互いの理解を深めることで、居心地の良い職場環境になっていくはずですよ。

　最後まで「認知のツボ」を読んでくださってありがとうございました。あなたの看護人生が楽しいものになりますよう、願っています。

第3章

地域包括ケア時代に求められるリーダーシップ

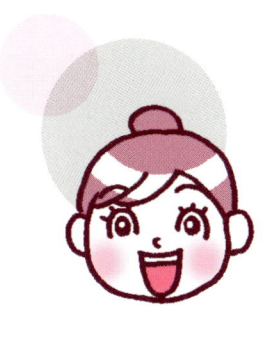

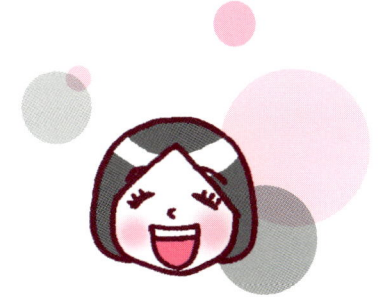

地域包括ケアとは

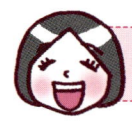

　日本で、諸外国に例を見ないスピードで高齢化が進行していることは、臨床現場にいる皆さんは、否応なく実感していることと思います。

　65歳以上の人口は、現在3,000万人を超えていて、国民の約4人に1人になっています。2042（平成54）年には、約3,900万人のピークを迎え、その後も、75歳以上の人口割合が増加し続けることが予想されています。

　このような状況の中、約800万人の団塊の世代（戦後のベビーブームに生まれた人たち）が、75歳以上となる2025（平成37）年以降は、国民の医療や介護の需要が、さらに増加することが見込まれています。

　このため、厚生労働省が、2025（平成37）年をめどに、高齢者の尊厳の保持と自立生活支援の目的で、可能な限り住み慣れた地域で、自分らしい暮らしを人生の最期まで続けることができるよう、地域の包括的な支援・サービス提供体制として打ち出したのが「地域包括ケアシステム」で、2014（平成26）年度診療報酬改定の目玉とされています。

　住まいと住まい方・医療と看護・介護とリハビリテーション・保健と予防・生活支援と福祉サービスが、一体的に切れ目なく提供されるケアシステム作りで、重度な要介護状態や認知症になっても、住み慣れた地域で自分らしい暮らしを人生の最期まで続けることができることを目指しています。

　そして、これらのサービスが適切に提供される圏域としては、中学校学区を基本としています。皆さんがお勤めの病院と同じ学区にある病院や介護施設、訪問看護ステーション、サービス付き高齢者向け住宅等々に興味をもってください。これからは、あなたの病院のライバルではなくパートナーになります。

地域包括ケアの運用の考え方

　地域包括ケアは、「自助」「共助」「互助」「公助」により運用されます。

　「自助」とは、自分のことを自分ですることで、自らの健康管理・セルフケア（看護は、この領域の患者教育や支援の役割を担います）や市場サービスの購入を含みます。

　「共助」とは、リスクを共有する仲間（被保険者）で負担することで、介

護保険に代表される社会保険制度およびサービスを指します。

「互助」は相互に支え合っているという意味で「共助」と共通点がありますが、費用負担が制度的に裏付けられていない自発的なボランティア活動、住民組織の活動、当事者団体等による取り組みなどです。

「公助」は、税による公の負担で、都道府県の一般財源の裁量によります。

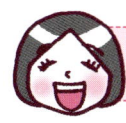

地域包括ケア病棟の運営（表1、2）

2014（平成26）年度診療報酬改定において新設された地域包括ケア病棟とは、急性期治療を経過した患者さんや在宅において療養を行っている患者さんの受け入れ、患者さんの在宅復帰支援等を行う機能を有し、地域包括ケアシステムを支える役割を担う病棟または病室をいい、ここに転出した患者さんは自宅に帰ったと見なされます。

施設基準は表1に示す通りですが、看護職員配置が「13：1」以上で「7：

表1 施設基準（入院料1．2共通）

① 疾患別リハビリテーションまたはがん患者リハビリテーションを届け出ていること
② 入院医療管理料は**病室単位**の評価とし、届出は**許可病床200床未満の医療機関で1病棟**に限る
③ **療養病床については、1病棟に限り届出をすることができる**
④ **許可病床200床未満の医療機関**にあっては、入院基本料の届出がなく、地域包括ケア病棟入院料のみの届出であっても差し支えない
⑤ 看護職員配置13対1以上、（正看比率70％）夜勤看護職員2人以上
　専従の理学療法士、作業療法士または言語聴覚士1人以上、**専任**の在宅復帰支援担当者1人以上
⑥ 一般病棟用の**重症度、医療・看護必要度A項目1点以上の患者が10％以上**
⑦ 以下のいずれかを満たすこと
　ア）在宅療養支援病院
　イ）在宅療養後方支援病院（新設）として年3件以上の受入実績
　ウ）二次救急医療施設
　エ）救急告示病院
⑧ **データ提出加算の届出**を行っていること
⑨ リハビリテーションを提出する患者さんについて、**1日平均2単位以上**を提供していること
⑩ 2014（平成26）年3月31日に10対1、13対1、15対1入院基本料を届け出ている病院は、**地域包括ケア病棟入院料を届け出ている期間中、7対1入院基本料を届け出ること**はできない
⑪ **在宅復帰率7割以上**（地域包括ケア病棟入院料〈入院医療管理料〉1のみ）
⑫ 1人あたりの**居室面積が6.4m^{2}以上**ある（地域包括ケア病棟入院料〈入院医療管理料〉1のみ）

看護職員配置加算：看護職員が最小必要人数に加えて50対1以上
看護補助者配置加算：看護補助者が25対1以上
（原則「みなし補助者」を認めないが、平成27年3月31日までは必要数の5割まで認められる）
救急・在宅等支援病床初期加算：ほかの急性期病棟（自院・他院を問わず）、介護施設、自宅等から入院または転棟してきた患者さんについて算定

表2 診療報酬点数表

項目	1日あたり診療報酬	
地域包括ケア病棟入院料1（病棟単位）	2,558点	
地域包括ケア病棟入院医療管理料1（病室単位）	2,558点	
地域包括ケア病棟入院料2（病棟単位）	2,058点	14日以内 加算合計 3,008点
地域包括ケア病棟入院医療管理料2（病室単位）	2,058点	
（加算）看護職員配置加算	150点	15日超え 2,858点
看護補助者配置加算	150点	
救急・在宅等支援病床初期加算	150点（14日迄）	

地域包括ケア病棟（病室）の算定要件
ア．入院日より60日
イ．地域包括ケア入院医療管理料について、自院で直前にDPC/PDPSで算定した患者さんが転ベッドした場合、特定入院期間中は引き続きDPC/PDPSで算定する

1」看護より少ないにもかかわらず、高い診療報酬になっています。ここには、専従の作業療法士（OT）か理学療法士（PT）か言語聴覚士（ST）いずれかの、リハビリ職員1人分の人件費分が加味されていて、患者さんが1日平均2単位以上のリハビリ提供を受けることを条件にしています。もう1つは、専任の在宅復帰支援担当者を置き、患者さんを住み慣れた地域に帰す調整や連絡をすることになっています。一般病棟用の重症度、医療・看護必要度A項目1点以上の患者さんが1割いることも条件です。

この病棟に配属になった看護師は、これからの看護師生活のキャリアアップのために役立つことですし、ラッキーだと思って積極的に受けてほしいと思います。病院にこういう病棟か病室ができているならば、興味をもって運営に協力してください。

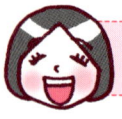

リーダーシップ発揮のために

このシステムは、障害があって在宅復帰が無理と考えられていた患者さんや、一人暮らしで施設探しを余儀なくされていた患者さん、自宅に帰りたいと望む患者さんにとっても福音です。今まで看護師が、訪問や在宅支援等苦労して作ってきたものが、もっと積極的に社会システムとしてでき上がったのですから、介護をするご家族の支援にもなることなので根付かせることが大事です。まず、私たち看護職がシステムを理解し、積極的に運用する中で

看護の役割が明確になり、可視化されます。

　それ以外には、認知症サポーターの育成や介護予防サポーター等の人材を発掘し、ネットワークを形成したり、高齢者によるボランティア・生きがい就労を開発したり、一般企業を巻き込み行政と連携し進めていくことが必要です。すでに、皆さんがよくご存じのカラオケでも、行政と企業の連携ができ始めています。自治体がカラオケボックスの事業者と協働し、地域の高齢者を集め、歌を歌いながら運動をして要介護状態にしない取り組みがあります。カラオケを配信している第一興商という企業は、300種類以上の歌って踊れるプログラムを用意し、インストラクターを養成し、高齢者のサポーターも育成しています。身近なところに思わぬ支援企業があるものです。

　地域包括ケアシステムは、保険者である市町村や都道府県が、地域の自主性や主体性に基づき、地域の特性に応じて作り上げていくことが必要で、医療・介護関係機関や企業を巻き込み、着実に発展しています。

　高齢者の尊厳の保持と自立生活の支援の目的のもとで、可能な限り住み慣れた地域で生活を継続することができるような、包括的な支援・サービス提供体制の構築を目指し「地域包括ケア病棟（病室）」に関わってほしいものです。

　そのために看護職は、視野を広げ、患者さんを全人間的に捉え、生活支援のエキスパートとして自律的に行動できるように情報収集しながら、顔の見える職能活動を通してキャリアアップしていきましょう。

　厚生労働省のホームページ[1]には、地域包括ケアシステムのグッドプラクティスとして、都道府県の事例が公表されていますので参考にしてみてください。おもしろいですし、看護の役割を拡大していくことが、課題であることがご理解いただけるでしょう。

■参考文献
1）厚生労働省．地域包括ケアシステム．【URL】http://www.mhlw.go.jp/stf/seisakunitsuite/bunya/hukushi_kaigo/kaigo_koureisha/chiiki-houkatsu/

Smart nurse Books 25
ナビトレ 人間関係力アップ！
メンバーシップ＆リーダーシップマインド超入門
－チームに受け入れられるナースになる！

2015年9月10日発行　第1版第1刷
2021年9月10日発行　第1版第8刷

著・監修　大島 敏子
編　著　濱田 安岐子
発行者　長谷川 翔
発行所　株式会社メディカ出版
　　　　〒532-8588
　　　　大阪市淀川区宮原3-4-30
　　　　ニッセイ新大阪ビル16F
　　　　https://www.medica.co.jp/
編集担当　粟本安津子／利根川智恵
編集協力　株式会社ライズ
装　幀　株式会社創基・市川 竜
本文イラスト　藤井昌子／いえがも
印刷・製本　株式会社シナノ パブリッシング プレス

© Akiko HAMADA, 2015

本書の複製権・翻訳権・翻案権・上映権・譲渡権・公衆送信権（送信可能化権を含む）は、（株）メディカ出版が保有します。

ISBN978-4-8404-5446-9　　　　Printed and bound in Japan

当社出版物に関する各種お問い合わせ先（受付時間：平日9：00～17：00）
●編集内容については、編集局 06-6398-5048
●ご注文・不良品（乱丁・落丁）については、お客様センター 0120-276-591